Recuperar el
PODER PERDIDO

Recuperar el
PODER PERDIDO
Desmontando el diagnóstico

Gemma Garrigosa Alegre

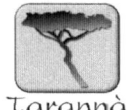

Tarannà

1.ª edición: Enero 2025

© 2025 – Gemma Garrigosa Alegre: Recuperar el poder perdido
© Cubierta: Mercè M. Tarrés
Imagen de la cubierta: Pere Millet
Maquetación: Maria Balsells

© Tarannà Edicions
Tel./Fax: 932 800 390
e.mail: info@taranna.es
http://www.taranna.es

Depósito legal: B 21010-2024
ISBN formato papel: 978-84-126417-7-6
ISBN formato epub: 978-84-126417-8-3

El comienzo de todo:
el cuerpo

A las personas que quiero,
ellas ya saben quiénes son,
porque nunca dejaron de creer en mí.

La realidad no es lo que nos pasa,
sino lo que hacemos con lo que nos pasa.
Aldous Huxley, filósofo

El momento oscuro es el momento en el que llegará
el verdadero mensaje de transformación.
En el momento más oscuro llega la luz.
Joseph Campbell, antropólogo y mitólogo

ÍNDICE

Prólogo 13

Antes que nada 15
Porque todo siempre tiene un comienzo 17
La enfermedad como camino 21
Me explico... 25
Lo que pasó 29
Hablamos de quiénes o qué somos 45
La sabiduría del cuerpo 61
Otra manera de verlo todo 69
Una nueva perspectiva 81
Una sociedad que está enferma 95
El miedo aprendido 111
Cuando no comemos bien 119
Somos lo que pensamos 133
La enfermedad habla de ti 145
La mirada hacia adentro cuando todo se hunde 155
El nombre de las cosas... 169
De la sombra y la niña interior... 175
... a la reprogramación de todo 193
El día que el mundo se paró. A modo de resumen 203

Un apunte final... 225
Agradecimientos.. 227
Anexo.. 229
La autora 231
Bibliografía 233

PRÓLOGO

He tenido la fortuna de vivir de cerca todo el viaje heroico que Gemma ha protagonizado. Siento una enorme admiración cada vez que recuerdo su cuerpo entumecido de hace unos años, cuando comenzamos a compartir paseos por la naturaleza en las mañanas. Tenía tanto dolor... tanta limitación de movimiento... cojeaba, sus manos y hombros estaban recogidos y apenas podía agarrar algo o hacer un poco de fuerza. Pero ella nunca faltaba, nunca desfallecía. Y después yoga, pilates, danza... la alimentación del cuerpo, pero tan o más importante la alimentación del alma, de la salud emocional. Incansable lectora, incansable buscadora...

Las crisis (las benditas crisis, como dice Jordi Pigem) tienen la capacidad de sacudirnos de todo lo que nos sobra hasta dejarnos desnudas delante del espejo. Cuando se nos presenta en la Vida una situación que no nos permite escabullirnos, justificarnos o despistarnos con banalidades, solo hay dos posibles reacciones de base: o nos dejamos arrastrar por la tempestad hasta hundirnos, o nos elevamos por encima de quien creímos ser y comenzamos un viaje sin retorno hacia un transformación tan profunda, que la sensación es la de dejar toda una antigua vida atrás y haber renacido con una piel nueva, y a la vez, con un sentir profundo de Ser más auténticamente una misma, que nunca antes.

Gemma es un ejemplo de que la sanación emocional y física brotan desde adentro y de que tenemos el poder para transformar y escribir nuestra propia historia. No hablamos de teorías bonitas y ensoñaciones inspiradoras. Este libro es su testimonio de que esto es posible. Su historia es un hecho empírico. Sus textos nos abren caminos en los que podemos seguir profundizando y encontrar respuestas para sanar nuestras Vidas.

Este es el regalo que Gemma nos comparte en su obra. Es todo y tanto como ella necesitó revisar y comprender para abrirse a una mirada mucho más amplia y bella de lo que significa la Vida y sentirse realmente Viva. Una mirada sanadora.

Manuela Pérez

ANTES QUE NADA...

Siempre imaginé que escribiría algo que tendría suficiente peso como para ser publicado. De hecho, lo que es escribir, lo hago desde que tengo uso de razón, y de eso hace ya algún tiempo. Pero nunca imaginé que hablaría de mí ni que trataría sobre la enfermedad.

No, no podía imaginarlo, y, si alguien me hubiera jurado y perjurado que así sería, no lo hubiera creído, quizá porque este tipo de libros me los miraba más con recelo. No los juzgaba, tengo una mirada muy abierta —algo que mi trabajo también conlleva: he leído de todo y más, de aquí, de allá y de más allá, y de todo tipo de temas pequeños y grandes—. Así que siempre he creído que cada cual tiene que escribir sobre lo que quiera, sienta y pueda; que será bienvenido.

Pero debo ser sincera y decir que no era, de ningún modo, el tipo de libros que consumía.

Al final, cosas de la vida, he terminado empachándome de ellos, de leer sobre biología, filosofía, historia; universo y cuerpo humano; crecimiento personal, traumas y arquetipos; sangre, respiración, bacterias, etc.

Si me pongo poética, me imaginaba construyendo una novela que narraría una historia sencilla partiendo de la autoobservación que nunca he dejado de hacer del mundo, quizá para poder entenderlo un poco. Sería un viaje interior en la vida de otro, porque estoy en las antípodas de aquello que decía Wilde de «que hablen de uno es espantoso. Pero hay algo peor: que no hablen de ti». De mí, que no hablen, y, si puede ser, que tampoco me vean mucho.

Pero la vida tiene estas cosas, que cuando te crees que lo sabes todo, te enseña algo nuevo y vuelta a empezar.

Como no era la primera vez que me pasaba esto de empezar de nuevo, era evidente que debía de haber otra manera de explicarme. Y esta manera ha terminado siendo un libro, que —y vuelvo a las enumeraciones, que a veces me ayudan mucho a tener unas cuantas ideas claras— me servirá para conocerme más a través de la escritura, y esto siempre me ha funcionado; para desdramatizar lo que ha pasado, que va bien en los tiempos que corren, de finales (apocalípticos) de muchas cosas; quizá, para sorprenderme al mirarme al ombligo, algo a lo que no estoy acostumbrada.

Así que aquí estoy explicándome cómo nunca habría imaginado.

PORQUE TODO SIEMPRE TIENE UN COMIENZO

*Un viaje de diez mil kilómetros
empieza por un simple paso.*
Proverbio chino

Tendría que empezar contando cómo he llegado hasta aquí, qué me ha traído hasta este día, para poder recorrer los pasos de las pequeñas locuras, las mías, las ajenas, las prestadas y las alquiladas, que han ido marcando mi vida, con o sin fuego, según dicen. Y desplegando cada circunstancia, cada vivencia, cada momento que he vivido, seguro que llegaría a la catarsis final: este momento en el que, entre nosotros, puedo permitirme decir hoy en voz muy alta que no, no soy una persona enferma, y sí, lo he hecho yo, sola, porque no he seguido ningún tratamiento farmacológico, pero muy acompañada de gente, libros y palabras.

Transformar, reinventar y reescribir mi experiencia más personal y dolorosa me ha permitido cambiar una situación que parecía imposible de revertir. Y el viaje ha sido apasionante. Esto puedo decirlo ahora; evidentemente, no lo hubiera hecho hace apenas un año y medio. De hecho, podría haberlo llamado de muchas otras maneras, pero la mayoría no habrían sido buenas.

Pero, antes de poder llegar hasta aquí, hace falta que sepáis de dónde venía.

El caso es que el asunto venía de muy lejos.

Tanto que un día me levanté lo que se dice temprano, muy temprano, y fui consciente de que hacía tiempo que tenía...

- Miedo, preocupación o inquietud constantes.
- Fatiga extrema.
- Irritabilidad (saltaba con facilidad por cualquier cosa).
- Hambre irregular.
- Poco tono muscular.
- Problemas para conciliar el sueño o sueño no reparador.
- Problemas de memoria y aprendizaje.
- Migrañas.
- Problemas gastrointestinales.
- Necesidad de aislamiento social.

Y un día tuve la certeza de que algo le pasaba a mi cuerpo si tenía una lista tan larga de dolencias que me acompañaban, ahora unas, ahora otras, otro día dos o tres a la vez.

¿Qué es lo que tenía?

Pues que todo mi organismo liberaba aquellas hormonas y neurotransmisores que me permitían prepararme para hacer frente a cualquier situación algo complicada, desafiante o inesperada como si fuera a vida o muerte, empezando por:

- El cortisol, denominada coloquialmente hormona del estrés, que provoca que aumente la concentración de azúcar en sangre para aportar más energía al cuerpo;
- La adrenalina y la noradrenalina, que hacen que aumente la frecuencia cardíaca y la presión arterial, y también facilitan que se esté en un estado de alerta mental para poder afrontar con garantías una situación extrema;
- La dopamina, que colabora en funciones relacionadas con el sueño, los movimientos, la memoria, el comportamiento, la afectividad, etc.

¿Y cómo repercutía todo eso en el organismo, esa carcasa con la que nos movemos por el mundo?

Pues que el aumento de estas hormonas, y de otras muchas, afecta negativamente al organismo si la situación de estrés, ansiedad, angustia, etc., se mantiene sostenida en el tiempo.

¿Cómo?

Pues con:

- Problemas digestivos, como diarrea, dolor abdominal y náuseas.
- Dolores de cabeza frecuentes, migrañas.
- Problemas musculares por la tensión constante a la que el cuerpo está sometido.
- Sueño poco reparador.
- Dificultades para conciliar el sueño y mantenerlo.
- Problemas de piel, como acné, rosácea y eccemas.

- Sensación general de malestar y cansancio.
- Dificultad para concentrarse y disfrutar de las cosas.

Llegó un día que podía chequear todos los puntos de las dos listas. ¡Todos!

Y esta es la historia de cómo conseguí cambiarlo todo.

LA ENFERMEDAD COMO CAMINO

Muchos de nosotros, en un momento u otro,
experimentaremos un conflicto
y desarrollaremos una enfermedad,
pero es una parte normal de la vida,
no es tan malo.
Ryke Geerd Hamer[1]

Antes de entrar en materia tengo que ofrecer el gran titular. Ahora que vivimos en la era de la comunicación instantánea, nos hemos acostumbrado a los titulares directos, de pocas palabras, que se pueden posicionar bien en los buscadores, el gran escaparate de «la verdad». Así somos eficaces y llegamos hasta donde queremos llegar, sin atajos que nos hagan perder mucho el tiempo, que parece que es un bien que escasea.

Por lo tanto, llegó el momento de ofrecer un gran titular, un titular que será puramente informativo: con cuarenta y dos años me diagnosticaron artritis reumatoide, una dolencia au-

---

1. Ryke Geerd Hamer fue el fundador de la Nueva Medicina Germánica, fundamentada en cinco grandes leyes biológicas que para mí tienen todo el sentido del mundo. Sobre todo, porque, a diferencia de las teorías médicas imperantes, que se basan en el concepto de que la enfermedad explica un «mal funcionamiento» del organismo, Hamer defiende que no hay nada en la naturaleza que esté «enfermo», sino que todo lo que pasa en el cuerpo es biológicamente significativo.

toinmune (¿os suena un poco?, porque últimamente están al orden del día; todo el mundo conoce a alguien que conoce a alguien que padece de alguna; está en el *top ten* de las enfermedades junto con la fatiga, el intestino irritable, el asma…), crónica (¡venga ya!) y degenerativa (¡redoble de tambores que esto se pone interesante!).

El asunto, que pintaba fatal, iba del siguiente modo. Lo resumo en un cuadro, para que nos entendamos mejor:

La definición	La artritis reumatoide es una enfermedad inflamatoria crónica que afecta a las articulaciones, que se deterioran y deforman progresivamente, y acaba provocando problemas de movilidad.
Las causas	Son desconocidas. Las dos posibilidades de mayor peso serían un origen en un agente infeccioso (vírico o bacterias intestinales) y factores genéticos.
La evolución	Se divide en tres grandes fases: de inicio reciente, establecida, en remisión,[2] en la que con cada episodio inflamatorio aumenta el número de articulaciones afectadas. De manera progresiva es incapacitante, puesto que afecta a manos y muñecas, codo, hombro, cadera, rodilla, tobillo, columna vertebral, etc., hasta manifestaciones gastrointestinales, cardíacas, pulmonares, renales, nerviosas, musculares, óseas y oculares.

---

2. Cuando se habla de remisión en el ámbito clínico significa que no se detecta una progresión del daño en las articulaciones ni tampoco un aumento de la discapacidad gracias al tratamiento farmacológico.

Los síntomas	Afectación inflamatoria en articulaciones de manos y pies. Rigidez y dolor agudos por la mañana. Progresión lenta de la incapacidad. Aumento del número de articulaciones afectadas.
Los que he llegado a padecer	Dolor e inflamación permanente en las articulaciones de manos y pies, dolor intermitente en las rodillas, omoplato derecho con movilidad muy reducida, inflamación en tobillos y muñecas, pérdida de fuerza, sobre todo, en las manos (psicomotricidad fina totalmente impedida), pérdida de la movilidad de algunos dedos de la mano.
Situación actual[3]	Han desaparecido totalmente la inflamación y el dolor. Hace falta recuperar la movilidad de algún dedo por los «depósitos de cristales» que hay en la articulación.

Dice la Wikipedia, considerado hoy en día el «templo»[4] del conocimiento libre, la «gran biblioteca del saber», que la enfermedad autoinmune es «una condición patológica en la que el sistema inmunitario se convierte en el agresor que *ataca* y *destruye* a los propios órganos y tejidos corporales sanos. Normalmente, el sistema inmune distingue lo que es propio de lo que es extraño y nos defiende de *agentes externos* como los virus o las bacterias».[5]

Que el dolor es «una señal del sistema nervioso de que algo no funciona bien. Es una sensación desagradable, como una

---

3. Lo tengo que decir: todo esto sin seguir ningún tratamiento basado en fármacos.
4. Las comillas son mías, para marcar la ironía, que nadie crea lo contrario.
5. Las cursivas también son mías. Volveremos a ello más adelante (en el capítulo titulado «Una sociedad que está enferma», p. 95) y todo tendrá sentido.

punzada, un hormigueo, un picor, un ardor o una molestia. Puede ser agudo o sordo. Puede ser intermitente o constante».

Y que la inflamación es la «reacción normal de una parte del cuerpo a una herida, lesión o infección. La inflamación ocurre cuando el cuerpo elabora sustancias químicas que producen una respuesta inmunitaria para combatir la infección o sanar el tejido dañado».

Leído esto, y como siempre me ha gustado mucho lo que otros escribían, me quedo con las palabras de José Ortega y Gasset cuando dice: «Pero el caso es que la realidad, como un paisaje, tiene infinitas perspectivas, todas ellas igualmente verídicas y auténticas. La sola perspectiva falsa es esa que pretende ser la única».[6]

Pues, eso, esta es mi sola perspectiva con una enfermedad autoinmune, «crónica» y «degenerativa». Y es una historia personal, pero totalmente transferible, para que pueda servir a otros para sanar cuando les parezca que todo, y casi todo, está perdido.

---

6. Ortega y Gasset. «La doctrina del punto de vista», *El tema de nuestro tiempo*, capítulo 10, 1923.

ME EXPLICO...

No existen más que dos reglas para escribir:
tener algo que decir y decirlo.
Oscar Wilde

Dice Mercè Rodoreda en el prólogo de *Espejo roto*: «Escribir bien es difícil. Por escribir bien entiendo decir con la máxima simplicidad las cosas esenciales. No siempre se consigue». En mi trabajo (soy correctora y traductora) me encuentro constantemente con lo de «escribir bien». Y no es fácil, lo sé muy bien.

Escribir es una de esas artes en mayúscula que piden ponerse a ello, ponerse a ello y volver a ponerse a ello. Cuando leo que Tolstoi llegó a reescribir siete veces *Guerra y paz*, que en una edición en catalán llega a las 1.900 páginas, me digo a mí misma que esto basta para entender la dificultad que entraña escribir bien.

Escribir es más que encadenar palabras siguiendo un orden y una estructura como nos enseñaban en la escuela: aquello del sujeto, el predicado y los complementos que hay en cada uno. Para escribir, y, sobre todo, para escribir y que nos entiendan, que es otra cosa, hay que tener paciencia, saber esperar el momento en el que surge la palabra que necesitas, aquella que es especial; saber eliminar lo que sobra; escuchar aquella pequeña voz que tienes dentro y que no siempre está dispuesta a hablar.

La escritura precisa su tiempo y su lugar, y es importante darle lo que necesita para que cuente lo que queremos que cuente. Dejarla reposar cuando toca y liberarla del peso que a menudo le ponemos, para que fluya y que diga lo que tiene que decir de manera que se entienda. Con sencillez, para hacer llegar el mensaje, porque, si no llega, el esfuerzo que hayamos hecho habrá sido en vano.

Por eso hace tiempo que este libro reposa, y va y viene hacia adelante y hacia atrás un día sí y el otro también, porque tenía que madurar el tiempo necesario.

Al margen de la fórmula que cada uno elija para comunicarse con los demás —libros, redes sociales, documentales, etc.—, todos tenemos nuestra forma de ver y explicar el mundo, y es única e intransferible. Porque «los hombres no somos habitantes de un país, sino de una lengua», dice uno de los personajes de la novela *Yo confieso*, de Jaume Cabré.

Por lo tanto, escribir no es fácil. Nunca me lo ha parecido.

Han pasado por mis manos miles y miles de páginas de libros y revistas y ensayos y de todo y más, y si una cosa sé es que escribir se tiene que saber hacer. Transmitir el mensaje que tienes muy claro en la cabeza no es solo encontrar las palabras justas, necesarias o bonitas que servirían para hacerlo. Es darle aquel punto a la historia o al artículo que necesita para llegar donde tiene que llegar, que es nada más y nada menos que al corazón del lector.

Y dicho esto, puedo afirmar que, a mí, finalmente, me ha llegado el momento de intentarlo de verdad. De verdad, porque, aunque jamás he dejado de hacerlo, hoy más que nunca tengo una historia que contar. Y no es inventada, sino real. La mía.

Sé que, desde el otro lado de la novela, el ensayo o la revista que ya ha escrito otro a menudo es fácil retocar algo aquí y allá para conseguir que la frase, el párrafo o una simple expresión se comprendan mejor. Es sencillo, sobre todo, si el anonimato tiene un peso importante.

Por eso ponerme al otro lado es todo un reto. Cómo decía Francisco Umbral: «Escribir es la manera más profunda de leer la vida». No querría no saber explicarme, pero admito que el hecho de que la protagonista haya acabado siendo yo –que con el anonimato me siento como pez en el agua– no me será fácil.

Sin embargo, esta es mi historia, la de estos últimos cuatro años, cuando la enfermedad apareció y lo cambió todo.

Un día me pareció importante contarla, y desde aquel día hasta hoy han pasado muchas cosas, puedo decir que todas ellas maravillosas.

LO QUE PASÓ

Ζεύς που επινοεί απάτες και δόλους.
("Zeus inventor de fraudes y trucos")
La Ilíada

Empiezo mi historia como empieza un día cualquiera de mi vida: con un libro delante. Una página a rebosar de letras sobre un fondo blanco, y las palabras que me van llegando poco a poco. Una línea tras otra y la historia va cobrando sentido.

Pero, de repente, inmersa en la lectura, una palabra me llama la atención y hace que algo se me rompa por dentro: *dolor*.

Las manos se paran y el corazón late más deprisa, incluso por un momento diría que boqueo y todo. ¿Que me falta el aire para respirar? ¿Por qué? ¿Qué está pasando?

Me obligo a serenarme y sigo adelante. Tengo que entregar el trabajo en dos días, no puedo entretenerme. Siempre esta losa encima de que el trabajo era para anteayer y, por lo tanto, tengo que correr, trotar y esprintar para llegar a tiempo.

Pero la palabra no se me va de la cabeza y hace acto de presencia a lo largo del día: por la mañana, al atardecer… Así que, al día siguiente, a media tarde, decido que tengo que buscar de dónde viene, dónde nació. Son cosas que a veces me pasan. Debe de ser por aquello a lo que llaman (de)formación profesional.

Lo primero con lo que me encuentro cuando empiezo a investigar es que proviene del latín *dolus*. Siempre me gusta volver al latín que estudié, y al griego. Es como regresar a casa después de haber pasado años fuera, lejos. Leo que es una palabra latina de etimología dudosa que parece que podría ser un préstamo del griego δόλος, que significa 'cebo', aunque ya en *La Ilíada* se utiliza con el significado más extendido de 'engaño' o 'estratagema'.

Me lo apunto, me parece importante la idea de la estratagema y del engaño, no sé por qué. Alzo los ojos hacia a la ventana, brilla un sol radiante y, al cabo de un rato, me digo que, al final, ya es eso: un cebo es el engaño con el que se caza a un animal. Y así es cómo me he sentido yo hasta hace poco: cazada, atrapada en un cuerpo enfermo por culpa de un engaño.

Leo una segunda vez el fragmento donde aparece la palabra, y una tercera y una cuarta. Respiro profundamente y me digo que sí, que, por lo que he vivido, esta explicación tiene mucho sentido. Veo claro que unas determinadas pautas hicieron nacer la enfermedad en mi cuerpo, y ahora, después de un gran viaje por la «noche oscura del alma», como decía Juan de la Cruz, sé que fueron ciertos engaños los que se ocultaron detrás del malestar que sentía, y que sanándolas han hecho remitir hasta desaparecer casi del todo una enfermedad que han definido como *crónica* y *degenerativa*.

¡Unas palabras unidas en un solo diagnóstico que suenan terribles!

Lo cierto es que cuando el diagnóstico me llegó, me quedé encallada en estas dos palabras. Habían caído como una losa sobre la mesa que me separaba de la doctora, una mesa blanca y gris, aséptica, sin más ornamentos que el ordenador y el calendario de promoción de una empresa farmacéutica.

¿Qué quería decir aquello de *crónica*? ¿Y aquello de *degenerativa*?

Crónica, que estaría siempre en mi vida, que me acompañaría a lo largo del tiempo.

Degenerativa, que se convertiría en un «género» peor, es decir, que cada día sería más cruel y me arañaría más y más el cuerpo.

La doctora, en un tono neutro y con la mirada clavada en la pantalla, me informó a continuación de cómo había que proceder a partir de entonces: que si prueba de anticuerpos reumatoides (anticuerpos antinucleares, anticuerpos antipéptidos cíclicos citrulinados o anti-CCP, hemograma para comprobar niveles de hematocrito, linfocitos, eritrosedimentación y un largo etcétera), que si primer plan de medicación detallado (que incluía antiinflamatorios no esteroideos y cortisona en dosis bajas, como glucocorticoides), que si solicitud de una nueva visita al cabo de seis meses (una eternidad cuando el diagnóstico te hace imaginar una vida inmersa en un dolor que días tras día se intensifica).

Pero, en cuanto me levanté de la silla, supe que no me conformaría con que dos palabras como aquellas, una corta y la otra larga, una densa como una piedra y la otra limitante como un muro, me determinaran la vida.

No sé cuál fue el resorte que me hizo no creer en aquellas dos palabras. Ni de dónde vino. Al menos yo no lo esperaba. Pero, vino, ¡bienvenido!, aunque pronto el tiempo se encargaría de desmentirme y echar por tierra mi firme convicción de aquel momento: que no dejaría que aquellas dos palabras me determinaran. Porque me determinaron, y mucho.

Por suerte fue solo al comienzo. Un comienzo marcado por muchos miedos, bastante rabia y dudas e incertidumbres que no entendía, todo esto antes de iniciar el gran viaje que ha sido la experiencia de convivir con una enfermedad y el intenso dolor que ha llevado asociado.

Un viaje duro, a veces desesperante, demasiado a menudo incomprendido, incapacitante, cruel, antipático y desagradable.

Pero, al final, o no tan al final, gratificante, enriquecedor, generoso e increíble.

Podría decir que la enfermedad me sobrevino de fuera del cuerpo, como una imposición ajena, de un día para el otro, y me lo medio paralizó. Sí, de un día para el otro. Como un tsunami que llega y arrasa con todo lo que se encuentra a su paso. Con un pequeño dolor en el pie derecho que, al cabo de unas semanas, te hace andar mal y, en meses, te impide que puedas bajar las escaleras que hace años que subes cada día como si nada, abrocharte las bambas, lavarte los dientes sin hacer una mueca, coger el boli para escribir una nota en un pósit.

Los primeros días busqué qué significaba tener que convivir con una enfermedad como la artritis reumatoide, que, además, yo asociaba a personas mayores (¡qué error!).[7] A medida que leía, todo empeoraba: de entrada, la mayoría de páginas (sí, caí en la trampa de empezar a informarme por internet; a veces pienso que ha nacido más para eso, para que nos autodiagnostiquemos, que para ayudarnos a estar informados) empezaban afirmando que los tratamientos actuales no curan la enfermedad (¡hostia!), pero sí que reducen la inflamación en las articulaciones y el dolor (*pas mal*), y previenen o alivian el daño articular (qué le vamos a hacer, a veces, uno se acaba conformando con poco).

Era un primer paso, pero nada esperanzador si todo ello solo podía acabar, en el mejor de los casos, con un simple alivio de los síntomas, que en aquel momento ya eran bastante discapacitantes. ¡No podía ir la vida como en la película *Matrix*, que con la píldora azul consigues vivir en la placiente ignorancia de la ilusión? Neo elige el conocimiento, la libertad y la dolorosa verdad de la realidad, bien para él. Yo, con un dolor que día tras día era más intenso, si se me hubiera presentado la ocasión de mantener una desenfadada conversación con Morfeo, quizá me habría echado encima de una o dos píldoras del color que fueran que me regalaran otra realidad en la que no hubiera dolor.

Sí, quizá estaría almacenada en unas enormes plantas de energía donde mi cuerpo generaría bioelectricidad que las máquinas usarían para funcionar. Sí, quizá estaría esclavizada por

---

7. Solo un apunte antes de avanzar más: la artritis es una enfermedad *crónica* y *degenerativa* que afecta al sistema inmunológico. Se sabe que la sufre un 1 % de la población mundial, y en mujeres se presenta en un número de 3 a 1 respecto de los hombres; y, aunque puede aparecer a cualquier edad, lo hace sobre todo entre los 25 y los 50 años.

placas de acero y circuitos eléctricos, pero si no sentía dolor, ya os digo yo que, en aquel momento, habría vendido mi alma al diablo si hubiera podido.

Por suerte, Morfeo no vino a tentarme. Y no tuve que elegir entre dos píldoras. Mi viaje tenía que ir por otros derroteros.

Así que los primeros meses seguí investigando y leyendo mucho sobre la artritis reumatoide. Muchísimo: causas, tratamientos, terapias...

Así, supe que, después de un primer estadio de pruebas diagnósticas de todo tipo, se hablaba mucho de la importancia de descansar bien, practicar actividad física moderada de manera regular y comer adecuadamente. Aquello de los tres hábitos fundamentales que salen en todas las guías de la buena vida y que se recomienda para todo tipo de patologías para vivir y envejecer bien.

Pero con esto no era suficiente, decían, porque lo que de verdad, de verdad, funciona es el tratamiento farmacológico, que es impres-cin-di-ble (y esto se repetía constantemente, palabra sagrada) para todos los pacientes. Hablamos de fármacos «modificadores del curso de la enfermedad», con nombres que asustan bastante, o de terapias biológicas que «se dirigen a las funciones de las células del sistema inmune», lo que todavía asusta más a los que no somos expertos en el tema. Y, en algún caso, llegué a encontrar información sobre prótesis para los pacientes que, después de muchos años, presentan malformaciones tan graves que hay que realizarles «recambios articulares» para no perder calidad de vida.

Todo ello era una infinita lista de malas noticias que, por fuerza, te dejan fuera de combate. *Noqueada* es una palabra que se queda corta para cómo me quedé después de las primeras tomas de contacto con lo que decían que yo padecía. De hecho, cuando me miraba al espejo, no podía ni imaginarme que todo aquello pudiera acabar siendo realidad.

Y, de hecho, no sé cómo no perdí la cabeza cuando leí que «puede tener afectación en órganos y sistemas internos» y que, cuando el organismo fracasa en la lucha contra una dolencia aguda, «lo que le queda para expandirse es el estado crónico —si no sobreviene antes la muerte—»,[8] lo que puede deberse a un mal funcionamiento orgánico, a la intensidad con la que la afección se instala en el cuerpo, puesto que ha vencido a las defensas que tenía, o más frecuentemente, al tratamiento equivocado.

Por suerte, lejos de enloquecer, a pesar de que no me lo estaban poniendo nada fácil, este fue precisamente para mí el punto de inflexión.

Cuando todo lo que parecía que no podía empeorar, sí empeoraba. Cada día que pasaba me sentía más dolorida, pero, sobre todo, más incapacitada para hacer las cosas más sencillas de la vida: abrir un bote, coger una botella, cortar con unas tijeras... En un estado de derrota extremo —la posibilidad de acabar andando con bastón ya no era un horizonte del todo imposible, o peor todavía—, lo que pasó fue un regalo.

Siguiendo la pauta de medicación recomendada por la reumatóloga, al mes y medio me afectó un tipo de síndrome de abstinencia de la pastilla que me tenía que tomar una vez a la semana. Sentí que perdía la cabeza, que una nebulosa lo enturbiaba todo.

8. Louise Hay, *Usted puede sanar su vida.*

Y ahí fue cuando vi claro que todo tenía que cambiar, que no tenía sentido afrontar todo lo que tuviera que venir desde donde estaba, desde la ignorancia de las razones que me habían llevado hasta allí. Porque empecé a tener más claro que nunca que, si había llegado hasta allí, si mi cuerpo había decidido pararse, era por alguna razón. Y tapar esta razón con fármacos que, además, me generaban sensaciones extrañas, no era buena idea.

Así que tenía que buscar otros caminos que me llevaran a entender por qué parecía que mi organismo había colapsado. Me hacía falta una visión abierta de lo que estaba viviendo, del significado que tenía la aparición de la enfermedad en mi vida.

Buscar los síntomas que lo habían causado. Ir a los orígenes. Investigar, remover, leer, buscar, preguntarme.

Preguntarme mucho y todavía más.

No dejar de preguntármelo todo.

Y así empezó un largo camino de tratamientos lejos de la química de la medicina moderna. La idea era intentar que el cuadro crónico se transformara primero en episodios de dolor agudo (las llamadas *crisis curativas intensas*) para poder activar las defensas que tiene el cuerpo y, finalmente, remitir los síntomas, minimizar el dolor y empezar el proceso real de sanación.[9]

Todo muy sencillo. (Es ironía, que quede claro.)

---

9.   «La diferencia entre *tratar* y *sanar* está en que, en el primer caso, el contexto continúa siendo el mismo, mientras que, en el segundo, la respuesta clínica es un efecto de un cambio de contexto que trae consigo la retirada completa de la causa de la dolencia, en lugar del mero alivio de los síntomas. Una cosa es recetar una medicación para la presión sanguínea alta y otra muy diferente expandir el contexto de vida del paciente para que deje de estar enfadado y reprimido», David R. Hawkins en *El poder frente a la fuerza*.

Al final, puedo decir ahora que el camino ha sido sobre todo un camino de autoconocimiento, de descubrimiento de quién soy, de qué patrones de pensamiento me eran nocivos, de cuáles no me pertenecían y de cuáles sí, de dónde estoy y de qué quiero y espero en la vida. En definitiva, de viajar por «la noche oscura del alma» para encontrar aquellas pautas (de vida, de comportamiento, de relación conmigo y con los demás, y un largo etcétera) que me sirvieron en el pasado, pero que, ahora, ya no me son válidas. De hecho, me son tan poco válidas que eliminarlas me ha permitido descubrir que no eran mías, que muchas venían de fuera de mí. Y, cuando digo de fuera, me refiero a la sociedad en la que vivimos y que hemos construido, esta sociedad que, y lo digo así de claro: está enferma y nos hace enfermar.

Después de estos cuatro años de un viaje que todavía dura, tengo la clara certeza de que todos somos responsables de lo que nos pasa en la vida, lo mejor y lo peor. No es sencillo de decir; todo lo contrario, es muy fuerte, porque, a menudo, lo que nos pasa ni es agradable ni es bueno, y a veces es terrible. Pero ahora sé que lo que pensamos, lo que decimos, lo que nos decimos sobre todo a nosotros mismos, crea nuestro día a día, da lugar a nuestro presente y nuestro futuro.

Somos cocreadores de nuestra realidad, y quizá por eso, ahora que todo parece más complicado que nunca, es tan importante no dejar nuestra vida en manos de terceros, sino volver a coger las riendas de nuestra vida, de nuestro día a día. Lo que pensamos y lo que decimos crean nuestras experiencias, conforman todo lo que vemos, sentimos y somos. Nunca debemos olvidarlo.

Cómo nos tratamos es cómo nos tratarán. Cómo nos miramos es cómo nos mirarán. Cómo nos hablamos es cómo nos hablarán. Es así.

Fijaos en eso cuando tengáis uno de esos días malos en los que sois duros, quizá incluso crueles, con vosotros mismos, a veces de una manera tan sutil que ni somos conscientes de ello. Días de esos en los que todo parece que esté del revés y en los que solo se acumulan disgustos. Parad un momento y mirad la vida de vuestro alrededor como si estuvierais espiando al vecino por la mirilla de la puerta. Con distancia, a la espera de. Si esperáis un poco, veréis que todo se ha torcido por una tontería de nada y ahora os sentís como el bueno de Jones ante la piedra gigante, a solo medio metro de ser pisados por el mejor sistema antirrobo que se haya inventado (que dicen que ya existía en China, al sur de Mongolia y en la zona oriental de Rusia en el siglo I, que se dice pronto).

Por eso es tan importante ser amables, buenos con nosotros. Nos estaremos haciendo el mejor regalo que nunca nadie nos podrá hacer.

Nosotros creamos las situaciones, y pienso ahora en las buenas situaciones, pero es verdad que después, por alguna razón que no sabemos de dónde nos viene, a menudo renunciamos al poder que tenemos, nuestro poder, y lo regalamos a otro. La actual medicina occidental es un buen ejemplo de lo que quiero decir: fijaos en que somos pacientes, no agentes, del sistema de salud que hemos construido; es decir, ponemos en manos de otros nuestra salud, uno de nuestros bienes más preciados. Y si, finalmente, las cosas no salen como queríamos o no nos gustan los resultados que obtenemos, siempre podemos culpar a los demás de lo que no nos va como esperábamos, de no haber hecho suficiente para curarnos.

Hace tiempo que no nos responsabilizamos de lo que nos pasa, que culpamos al «otro» —sea trabajo, político, inmigrante, medicamento, lo que sea — de lo que no va bien en nuestra vida según lo que deseábamos. Pero eso solo es una respuesta a la actitud infantilizada que parece que la sociedad actual favorece que tengamos ante las adversidades, que nos perjudica y no nos hace crecer como personas, y que, sobre todo, acaba favoreciendo a unos cuantos. Unos cuantos que, además, son muy pocos. Pero tristemente es a ellos a quienes les damos poder sobre nosotros.

En muchas parcelas de nuestra vida hemos renunciado a tomar las decisiones que nos afectan, quizá precisamente la característica que nos hace más humanos, más que andar sobre dos patas, tener un cerebelo que ha aumentado considerablemente de volumen en los últimos 60.000 años —una distinción anatómica que nos aleja definitivamente de nuestros antepasados inmediatos—, tener un cociente intelectual X o Y, construir los edificios más altos de la historia de la humanidad o enviar sondas al espacio con unos discos de oro con información sobre la Tierra por si hay alguien más allá de la exosfera que pueda y quiera respondernos.

No, lo que nos hace humanos no es eso: es nada más y nada menos que la capacidad de tomar nuestras propias decisiones con criterio y sentido crítico, con razón y sentimiento.

Cuando somos pequeños, aprendemos a sentirnos a nosotros mismos, a ser nosotros, a partir de las reacciones que vemos en los adultos que nos rodean: padres, abuelos, tíos, amigos, etc. Si, por ejemplo, los padres se hablan mal, nosotros nos hablamos mal entre hermanos y con los demás, pero también con nosotros mismos; si, por las razones que sean, están encallados en la queja constante, entenderemos la queja como un mecanismo para conseguir lo que queremos o necesitamos, porque así es cómo les funciona a ellos, ¿verdad?; si están frustrados o cansados o desilusionados o tantos otros adjetivos que podríamos encontrar, serán estas sensaciones con las que veremos el mundo y trataremos de comprenderlo. Ni siquiera podemos imaginar que hay otros prismas desde los que se puede ver el mundo. ¡Y quizá nunca sabremos que el mundo es como un caleidoscopio, con mil caras que cambian de color con cada movimiento!

De este modo tan sencillo y a la vez tan complejo es como crecemos, nos construimos, desarrollamos nuestras habilidades y aprendemos a ver cómo funciona lo que hay fuera, y de rebote lo que hay dentro: lo que pensamos de nosotros y del mundo. Así, quien ha vivido con personas sufridoras o asustadas, o que se sentían culpables, aprenderá a convivir con el sufrimiento, el miedo o la culpabilidad cada día, y construirá la relación consigo mismos, con los demás y con el mundo siguiendo ese patrón de comportamiento. De hecho, no tendría mucho sentido que fuera de otro modo. Estamos en estrechísima simbiosis con lo que nos rodea; si no fuera así, no habríamos podido sobrevivir. Tiene todo el sentido, ¿verdad? ¿O nacen flores de los caracoles?

Pero ¿qué es lo que pasa cuando ya no somos niños que dependemos de los demás para tener las necesidades cubiertas y entender el mundo? ¿Cuándo comenzamos a gestionárnoslo todo solos?

Pues que lógicamente recreamos el ambiente emocional que hemos conocido en la infancia y la adolescencia, que son los dos grandes momentos de la vida en los que miramos hacia afuera para saber quiénes somos y buscamos aquellos referentes que nos tienen que servir. Lo que hemos vivido y cómo lo hemos vivido nos será familiar, parte intrínseca. Es lo que conocemos, el espacio en el que nos hemos sentido «seguros», aunque las experiencias que hayamos vivido no hayan sido siempre las más positivas. Pero son aquellas con las que nos hemos desarrollado y con las que hemos aprendido a movernos entre los demás, en sociedad.

Porque, al fin y al cabo, los padres, o las figuras que hagan su función, son los que te tienen que asegurar la supervivencia; es ley natural en el mundo animal y humano, y si el alimento emocional que te facilitan está lleno de ira, amargura o dudas, o bien todo lo contrario, alegría, comprensión, etc., este será el entorno conocido donde te sabrás mover, aunque te haga daño o te limite. Y será lo que sabrás construir para tu vida adulta.

El problema surge cuando una pauta negativa hace enfermar al cuerpo y con el tiempo, y ayuda, te das cuenta de que el verdadero problema casi nunca es la enfermedad en sí, que también, porque al final uno siempre se quiere sanar, sino los pensamientos y las creencias que en el pasado te sirvieron y ahora te han inmovilizado, te generan dolor, te entumecen, te impiden llevar una vida normal.

Dice Ekhart Tolle que «cuando escuchas una voz dentro de ti que no deja de hablar, día y noche, noche y día, y va de un pensamiento a un pensamiento, y la escuchas sin cesar, llega un momento en el que el cuerpo no puede distinguir entre lo que es real (un hecho que está teniendo lugar en la vida real) y lo que tu mente te está diciendo. Así que, cuando tienes pensamientos negativos, el cuerpo reacciona. Si te acostumbras a tener este tipo de pensamientos sin sentido, disfuncionales, negativos y distractores, acabarán teniendo efecto en tu cuerpo».

Me parece que es de sentido común, ¿o no?

Es por ello por lo que, desde el principio, digo que la enfermedad me sobrevino de fuera, de constructos que no me pertenecían y a los que me supe modelar a la perfección durante muchos años. Tantos, que los había interiorizado y no fui capaz de ver que me estaban haciendo daño.

¿Habéis oído hablar de la escala vibracional de las emociones de David Hawkins? Buscadla en internet y os sorprenderá. Hawkins escribió *El poder frente a la fuerza* en 2002 y en el libro habla de una pirámide o escala de la conciencia donde asocia las emociones a una frecuencia vibracional[10] concreta. En el libro cuenta que todos los objetos tienen energía, una energía que vibra según unos valores de los que se sirve para explicar los diferentes niveles de conciencia que hay en el hombre, y que se corresponden con ciertas emociones o formas de percepción. Según esto, «todos los niveles por debajo de 200 a la larga destruyen la vida del individuo y de la sociedad, y todos los niveles por encima de 200 son expresiones constructivas de poder. El nivel decisi-

---

10. En el siguiente capítulo hablaremos de vacío y vibración y se entenderá un poco mejor.

vo de 200 es el umbral que divide las áreas generales entre fuerza y poder».

Tenéis que saber que, en esta pirámide, yo estaba instalada en una frecuencia de entre 75 o 100, es decir, en un estado que él denomina de pre-enfermedad. Me movía en una vibración tan baja, que solo podía esperar que la enfermedad, entendiéndola como desequilibrio, me llegara y me obligara a pararlo todo.

El cuerpo gritaba lo que las emociones callaban y escondían. Solo que yo no lo sabía. Y, aunque me lo hubieran contado, no lo habría entendido.

El dolor, duro, incapacitante, desmoralizante, fue, pues, la estratagema para despertar y obligarme a abrir los ojos y cambiar una determinada forma que tenía de ver las cosas.

HABLAMOS DE QUIÉNES O QUÉ SOMOS

Un solo movimiento del espíritu
contiene todas las leyes de la vida.
En una sola gota de agua
se encuentra el secreto del inmenso océano.
Una sola manifestación de ti
contiene todas las manifestaciones de la vida.
Kahil Gibran[11]

Si tú y yo nos observamos en el espejo el uno junto al otro veremos dos cuerpos como tantos otros. Unos somos altos, otros bajos. Unos más largos, otros más anchos. Unos tenemos los ojos marrones, otros verdes o azules, o inconfundibles. Unos la piel más bien clara, otros más oscura. Pero todos nos identificamos con lo que vemos en la imagen que, por reflexión de la luz, nos devuelve la lisa superficie del espejo.

Si nos miramos otra vez más atentamente, quizá nos daremos cuenta de que sabemos muchas más cosas del cuerpo

---

11. Poeta, filósofo y pintor libanés.

humano más allá de que el concepto de belleza ha variado a lo largo del tiempo. Sí, sabemos que para un artista del barroco lo que era bello era lo que a nosotros nos podría parecer sobrecargado o ampuloso, o incluso feo, y para uno del gótico, el minimalismo actual le podría parecer carente de vida, empobrecido, quizá hasta vulgar.

Esto hace que sonriamos, porque en cuanto lo pensamos nos damos cuenta de que nosotros no nos ajustamos a los cánones de belleza de ahora —tarea imposible, o al menos titánica—, pero sí que lo habríamos hecho en otros tiempos de la historia, y ya ves, eso nos consuela en una sociedad en la que hay mucho de apariencia y la belleza se mide en clics y me gustas y visualizaciones y filtros Comer, Realismo, Original, Paris o Warm&Cozy. (Tengo que confesar que los he tenido que buscar, porque soy de las que, cuando entran en cualquier aplicación, la que sea, el móvil les deja de funcionar como por arte de magia, o de maldición. Un día los de casa me encontrarán tirando toda la tecnología en el contenedor que toque; ya están avisados desde hace tiempo —mis quejas son sonoras—, y creedme que por el tono de las amenazas saben que no se la pueden jugar, que yo cumplo mi palabra, y cuando haya probado de verdad que la tecnología es un invento del demonio —de momento tienen respuesta a todo lo que le reprocho—, no llegarán a tiempo).

Pues lo que decía, que sabemos que el cuerpo humano es bello, a pesar de que según unas épocas lo queremos más así o más asá, pero, sobre todo, sabemos que es un organismo complejísimo, tanto que todavía nos queda todo un mundo por descubrir en torno a él.

Es un increíble engranaje hecho de aparatos, sistemas y órganos que funcionan de manera tan coordinada y eficiente que ninguna célula es inútil. Todas, y no son pocas, tienen una función específica, que desarrollan con diligencia por el bien del conjunto.

Una máquina que funciona a la perfección a partir de muchísimas pequeñas partes necesarias y que se entrelazan entre sí al milímetro para que la vida tal como la entendemos sea posible.

En resumen, si quisiéramos acercarnos un poco a lo que es un cuerpo humano, podríamos mirar de resumirlo así:

- Una gran galaxia de billones de células, las unidades básicas de la vida, que trabajan coordinadamente.
- Una música de entre 120 y 150 latidos de corazón por minuto, con lo que consigue irrigar todos los órganos que lo forman, un total de 78 en un recuento generalmente aceptado (a pesar de que, si contáramos cada hueso como un órgano, podríamos llegar a los 284).[12]
- Una carretera de vasos sanguíneos que se extienden en 10.000.000 kilómetros, que son nada más y nada menos que los kilómetros cuadrados que tiene Oceanía.
- Una prodigiosa red de comunicación interna —hablamos del sistema nervioso— formada por 150.000 kilómetros de nervios.

Y podríamos seguir alargando la lista de datos extraordinarios del cuerpo humano hasta mañana o pasado mañana. Porque es

12. Según Lisa Lee, profesora asociada al Departamento de Biología Celular de la University of Colorado School of Medicine.

tan complejo, perfecto y sincronizado, que todavía no hemos conseguido que deje de ser un misterio. Por suerte para nosotros, puesto que eso quiere decir que todavía tenemos que descubrir muchos secretos que siguen escondidos a nuestros ojos.

Pero lo que sí que sabemos con certeza y podemos asegurar sin temor a equivocarnos es que todo está organizado al milímetro en aparatos que llevan a cabo todas las funciones biológicas que el organismo necesita para continuar vivo y funcionando con normalidad: el aparato digestivo para absorber y digerir los alimentos, el respiratorio para capturar el oxígeno y expulsar el dióxido, el circulatorio para distribuir los nutrientes y el oxígeno, el genital para reproducirse, el endocrino para regular el equilibrio interno del cuerpo, etc. Todos trabajando al unísono, en perfecta sintonía, para hacer posible la vida.

Porque, como ya decían los antiguos de todas las culturas y tradiciones a lo largo del tiempo, todo está entrelazado, mucho más de lo que creemos, desde el quark, una partícula elemental que es el componente fundamental de la materia, hasta los dos ojos con los que nos estamos mirando ahora en el espejo.

Pero volvamos a mirarnos atentamente una vez más, y entenderemos que somos aire y agua.

Somos fuego y tierra.

Somos una gota de agua en medio del océano.

Somos átomos de carbono que tienen tantos años como la Tierra donde vivimos: unos 4.550 millones de años.

Somos polvo de astros que nacieron de reacciones nucleares que tuvieron lugar no aquí, justo al lado de casa, sino a millones de años luz.

Somos una pequeña partícula de una galaxia formada por estrellas, planetas y otros cuerpos celestes.

Una galaxia, la nuestra, la Vía Láctea, con un total de más de 100.000 millones de estrellas.

Una de entre las más de dos billones que se calcula que podría haber en un universo que, además, está en movimiento constante.

Etcétera.

Y si damos un paso más y seguimos investigando con mayor detalle quién o qué somos, porque cuando la ciencia no es prisionera del poder tecnofinanciero es innovadora y hace grandes descubrimientos (ya está, ya lo he soltado), todavía encontramos más cosas para definirnos. Tantas, de hecho, que hace tiempo que sabemos que tenemos que entender el universo, el mundo y el cuerpo humano de manera diferente a cómo nos lo enseñaron en la escuela.

Quizá la primera que ha puesto en jaque gran parte de nuestras creencias ha sido la física cuántica, que nos ha hecho cambiar la mirada que teníamos con respecto nuestro entorno y de lo que estamos hechos los seres humanos, además de células y átomos y aparatos y latidos. [13]

---

13. Buscad el llamado *experimento de la doble rendija*, o experimento de Young, y os explotará la cabeza como me pasó a mí hace cuatro años. Se trata de un experimento que pone sobre la mesa que «los bits de luz y de materia cambian de comportamiento dependiendo de si son observados, y que las partículas que se miden parece que influyen en el comportamiento pasado de otras partículas» (Robert Lanza y Bob Berman, *Biocentrismo. La vida y la conciencia como claves para comprender la naturaleza del universo*). Sí, no es de ayer, sino del año 1801, pero no es conocido por todo el mundo, y sí, a mí me cambió la percepción que tenía sobre la ciencia que me habían contado en la escuela.

Vamos a explorar un poco más lo que dice la física sobre ciertos temas ahora que está en entredicho lo que era incuestionable hace dos días, como si dijéramos —de hecho, la física cuántica tiene más de un siglo de vida.

Hoy en día, nos dice que el universo está compuesto por un 5 % de materia visible y un 95 % de materia oscura. Y aquí ya tenemos un primer dato que rompe con todos los esquemas. ¿O no?

El segundo dato: de este 5 % de materia visible, un 99,999 % es vacío.[14]

Si hemos llegado hasta aquí, y hacemos la resta correctamente, que es muy sencilla, podemos concluir que el 0,001 % restante es materia propiamente dicha, es decir, lo que siempre nos dijeron en la escuela que éramos: una cosa que se toca, que se palpa, y que tiene forma, textura, grosor, opacidad, etc.

Tengo que admitir que, cuando descubrí eso de que estamos hechos de vacío, pensé que me habían tomado el pelo, que el mundo literalmente había enloquecido o que había ido a parar a otro universo, uno paralelo totalmente diferente al mío. Porque, a ver, ¿no habíamos quedado desde siempre en que todo es materia? ¿Que todo se puede cuantificar y medir y dividir y tocar? Y resulta que ahora somos vacío y no podemos cuantificar, ni medir, ni dividir, ni tocar como nos habían dicho. Si eso no obliga a cambiar la mirada científica, no sé qué lo hará, me dije.

---

14. La física de partículas ha estudiado hasta el nivel más microscópico de la vida y ha descubierto que las partículas se disipan en «entidades ondulatorias» (o vibraciones). Por eso, ahora se dice que la materia es esencialmente vacío. No es que átomos y moléculas hayan dejado de existir, no, todavía existen, solo que, en la visión en pequeñísimo detalle, lo que vemos es un intenso baile de partículas que se crean y se destruyen.

Pero vamos todavía más allá en cuanto a los datos y los descubrimientos recientes, que siempre gustan. William Thomson, físico, matemático e ingeniero, conocido por el nombre poco ampuloso de Lord Kelvin (después barón Kelvin, que los descubrimientos científicos siempre han dado mucho prestigio, títulos y galardones), afirma que la materia es básicamente un espacio vacío con un 0,001 % de partículas de materia que vibran siguiendo un movimiento vorticial. Nos tenemos que imaginar que se trata de un movimiento similar al de una hélice.

Pues resulta que este movimiento podemos encontrarlo fácilmente replicado en la Vía Láctea, la galaxia a la que pertenece la Tierra, pero también en la naturaleza. Por ejemplo, es muy visible en cómo se mueve el agua de los océanos y en la forma que adoptan los tornados, y atención... ¡también en el hombre! Sin ir más lejos, el movimiento del ADN humano adopta la forma de vórtice, como también lo hace la sangre que el corazón bombea con cada latido.

Y profundizamos todavía un poco en lo que eso significa, porque no queremos que se nos escape información que después nos servirá para entender por qué ahora mismo estoy hablando de ADN cuando se supone que tendría que estar hablando de una enfermedad *crónica* y *degenerativa* que tienen muchos miles de personas en el mundo. Aunque lo parezca, no nos estamos alejando del propósito del libro, lo veremos...

Tenemos, pues, que somos mayoritariamente vacío, y no materia como nos habían dicho siempre, y que nos movemos de un modo circular que encontramos replicado en múltiples ejemplos en el universo, en la naturaleza y en el cuerpo humano. No es poca cosa: resulta que todo está replicado del macro al micro.[15]

Si es así como lo entendemos, y todo tiene un movimiento, me pregunto: ¿el origen primigenio que hemos dado a la vida en la Tierra, el conocido como Gran Explosión o Big Bang, podría explicar por qué está todo tan exquisitamente sintonizado para que la vida exista? Porque si una cosa se sabe seguro es que, si la fuerza gravitatoria disminuyera una pequeña parte de un newton, las estrellas no tendrían combustión para existir, de modo que la vida no sería posible, al menos tal y como la conocemos.

O si la gran explosión original hubiera sido solo «una millonésima parte más potente, se habría precipitado a demasiada velocidad para que las galaxias y la vida se pudieran desarrollar», y la vida tal como la conocemos... tampoco habría sido posible.[16]

¡Estamos hablando de solo una millonésima parte más potente! ¡Es una barbaridad!

Pero, sobre todo... saber todo lo que estamos explicando ¿qué implicaciones tiene para nosotros? ¿Qué quiere decir que, de repente, todo aquello que sabíamos no es como nos pensábamos, empezando por la respuesta que nos han dado sobre de qué está hecho el hombre?

Sigamos un poco más y lo veremos. No me paro todavía en las preguntas que me hago cuando leo datos tan increíbles como estos y avanzo, y esta vez me zambullo en el mundo de la biología para tratar de entender de qué estamos hechos los seres

---

15. «Como es arriba es abajo», dice el aforismo más conocido de la *Mesa Esmeralda*, atribuida a Hermes Trismegisto, y que implica, nada más y nada menos, que lo que pasa en el mundo espiritual o invisible se refleja en el mundo físico o visible.
16. Robert Lanza y Bob Berman. *Biocentrismo. La vida y la conciencia como claves para comprender la naturaleza del universo.*

humanos. El universo me queda grande, muy grande, así que me digo que me tengo que centrar en el detalle y olvidar por un momento que hay muchas cosas que no son como creía.

Así que me centro en lo pequeño, en lo que puedo fijar la atención, que es el reino animal y vegetal.

Dicen que la vida llegó por primera vez a la Tierra desde el espacio exterior y allí evolucionó muy lentamente durante millones de años. Sabiendo esto, nos paramos un momento en el siglo XIX y en la figura de Charles Darwin, padre del evolucionismo. Sus postulados apuntan a que la evolución de las especies se explica por la llamada *selección natural*, un tipo de ley no escrita por la que los más fuertes son los que sobreviven. Simplificándolo bastante, seria aquello del pez gordo que se come al pequeño que tanto gusta al sistema neoliberal actual.

Pues, bien, esa manera de ver el intercambio que se establece entre las especies fija la competitividad como la forma propia y genuina de relacionarse entre los miembros del reino animal, y justifica así una manera de ver el mundo, y, por lo tanto, de vivirlo, basada en el conflicto y en el que el más fuerte triunfa sobre el otro —y quien dice el más fuerte dice el listo, el avispado o el astuto, adjetivos entendidos también en sentido peyorativo—. Hablamos de un mundo en el que se valoran los éxitos y no aquellos tropiezos que te permiten levantarte y hacerte más fuerte ante las adversidades. Nos suena también, ¿verdad?

Así que, cuando llego aquí, me asalta la pregunta: ¿es esto lo que realmente vemos en la naturaleza, que es de donde venimos? No. Al contrario: en la naturaleza vemos simbiosis, cooperación colaborativa, como suele decirse, entre miembros de una misma especie, e incluso entre especies. Buscadlo y encontraréis centenares de ejemplos en las redes sociales, o quizá solo tenemos que mirar un poco a nuestro alrededor, en el reino animal más próximo, los gatos o perros de nuestro pueblo o nuestra ciudad, para verlo.

Y antes de abandonar esta pequeña revisión a las preguntas de quién somos o de qué estamos hechos, y por lo tanto también de dónde venimos, retomo uno de los pilares de la biología, que dice que la vida nace de la vida, porque, de hecho, solo puede provenir de la vida. Pero ¿y si no fuera verdad? ¿Y si pudiera haber otra explicación?

En 1936, Wilhelm Reich, psicoanalista discípulo de Freud, médico, psiquiatra y un larguísimo etcétera,[17] anotaba en su diario que había descubierto lo que denominó «las etapas preliminares de la vida». Afirmaba que «las estructuras no móviles no tienen nada que ver con "gérmenes" o similares, sino que son cosas inorgánicas que adquieren vida». Es decir, y simplifico mucho, muchísimo, y que me perdonen los expertos, a partir de una serie de infusiones hechas de césped muerto y flores de rosa habían surgido gérmenes y esporas, cosa que demostraba que la vida sí puede provenir de la no-vida.[18]

---

17. Descubrí la extraordinaria figura de Wilhelm Reich a través de la obra de Artur Sala *La Magna Ciencia*, donde, como dice la editorial, a través de los tres volúmenes que hasta ahora hay publicados hace «un apasionante recorrido por todos los trabajos científicos que no tienen cabida en la actual narrativa dominante sobre la ciencia», demasiado politizada y marcada por la farmacoindustria. Lo más apasionante fue acercarme a la última década de su vida, cuando sus investigaciones lo llevaron a una visión más trascendente y profunda de las fuerzas que explican el universo y la vida.

18. Para un primer acercamiento a esta parte concreta del legado de Wilhelm Reich, ver: *https://www.youtube.com/watch?v=pojibxx4hh8*. A partir del minuto 2.15.00 se explica de manera comprensible lo que intento exponer aquí muy resumidamente.

Y un último mito de la biología que cae por tierra si lo miramos con microscopio: que el espermatozoo más veloz es el que consigue fecundar al óvulo para dar lugar a la vida. Esto es lo que siempre nos han dicho. Pero, gracias a los estudios realizados por un grupo de científicos, se sabe que durante la concepción no tiene lugar una carrera de obstáculos para ver quién llega primero a perforar la membrana del óvulo. Por lo tanto, nos alejamos de la teoría de la aleatoriedad genérica que elaboró minuciosamente Gregor Mendel —nos lo volveremos a encontrar más adelante— o, de nuevo, la competitividad —gana el más rápido o listo—. Y hablamos de que la vida empieza como una danza entre óvulo y espermatozoide. Un baile que implica un reconocimiento mutuo y buscado, un baile intuitivo y amoroso.

Así que, llegados a este punto, después de esta digresión algo más larga de lo que pretendía, la pregunta es: ¿por qué hemos hecho todo este recorrido por el cuerpo humano desde el espejo donde nos observábamos y nos reconocíamos hasta la creación de la vida? Pues para llegar a lo que me pasó a mí cuatro años atrás: que se derrumba el castillo de cartas de todo lo que hemos creído hasta el momento.

Porque si resulta...

- ... que somos vacío y solo un 0,0001 % materia que se mueve siguiendo un patrón que encontramos desde aquello más grande (universo) hasta aquello más pequeño (ADN);
- ... que la construcción del universo desde una gran explosión suscita más paradojas e interrogantes que certezas;

- … que no siempre sobrevive el pez más gordo, sino el que es más resiliente, por ejemplo;
- … que la competitividad no es la manera de relacionarse del reino animal, al que pertenecemos, sino la cooperación;
- … que la vida puede nacer de la no-vida, y eso sí contradice uno de los grandes principios de cómo hemos entendido la vida hasta ahora,
- … y que nuestra concepción fue un baile, y no una conquista a la fuerza,

¿dónde nos deja esto como seres humanos?, ¿qué sabemos de quiénes somos y de dónde venimos?

Y, sobre todo, ¿por qué he empezado por aquí mi historia? Que ya son ganas de complicarse la vida hablando del cuerpo humano y del universo y de espermatozoos y competitividad para no tener que hablar de mí, ¿verdad?

No, todo esto tiene un sentido, no lo olvides, y es que todo este conjunto de datos biológicos, químicos y físicos me sirven para visualizar que no lo sabemos todo y que cada día descubrimos cosas nuevas. Cosas a menudo increíbles y que rompen con los paradigmas con los que hemos crecido y a partir de los que hemos construido nuestra vida desde el más pequeño detalle en el que ahora podamos pensar.

También me sirve para visualizar que no podemos mantenernos anclados, apegados a lo que damos por cierto, ya que todo, el universo, el cuerpo humano, incluso la hormiga que ahora pasea entre mis pies, está en revisión constante. ¡Cada día aprendemos un poco, y esto es un regalo!

Es el mundo volátil, no permanente, del que hablaba Heráclito de Éfeso en los siglos VI-V de nuestra era, ese mismo Heráclito que decía lo de: «A quienes penetran en los mismos ríos aguas diferentes y diferentes les corren por encima» o «El sol es nuevo cada día».

Además, hablar de todo esto me permite otra cosa: visualizar cómo afrontamos las situaciones de la vida que nos paralizan. Quiero decir con eso que, si esta forma de proceder tan minuciosa que aplicamos a la física, la filosofía o la historia, yendo al por menor como si miráramos a través de un telescopio o un microscopio, según si la mirada la tenemos enfocada hacia afuera o hacia adentro de nosotros, lo aplicáramos en nuestra vida cuando aparece la enfermedad, nuestra mirada cambiaría, y estoy convencida de que hablaríamos mucho más de sanación de lo que ahora lo hacemos, y menos de fármacos milagrosos que nos lo resolverán todo en un santiamén.

Porque, en el fondo, de lo que se trata cuando todo cambia, cuando todo se viene abajo, cuando el castillo de naipes se derrumba, cuando pasa algo que lo rompe todo y altera el orden normal en el que vivíamos (separación, accidente, muerte de un ser querido, pérdida del trabajo, lo que sea), de lo que se trata, decía, es de entender de una vez por todas que la respuesta a todo está dentro de nosotros.

Que más allá de querer encontrar las respuestas que nos planteamos desde la ciencia, la física, la filosofía, etc., que también, las grandes preguntas que la situación desagradable o incómoda que nos ha sobrevenido nos invita a formularnos solo podemos responderlas buscando en nuestro interior.

El «conócete a tú mismo» que esculpieron hace siglos en el frontón del templo de Delfos a modo de entrada solemne no es de adorno. No es un llamamiento para hacernos reflexionar un par de minutos y ya.

No, ese es el gran misterio que se nos muestra cuando, ante la adversidad, admitimos que no sabemos qué tenemos que hacer a partir de ese momento, y que muy bien podría ser que nos hubiéramos perdido. Quizá hayamos ido a parar a un callejón sin salida, y la solución no sea otra que redirigir, nada más y nada menos, que la mirada de afuera hacia nosotros mismos, hacia adentro; también hacia aquello que sabemos que no nos gustará ver, aquella parte de nosotros que no queremos reconocer, porque nos incomoda, no nos gusta o simplemente no se ajusta lo suficiente a la idea que tenemos de quién y cómo somos.

Y eso sí que no podemos permitírnoslo, ¿no es así?

Con esta nueva perspectiva, con esta nueva manera de entenderlo todo, o de no entender nada como creíamos, la enfermedad solo puede convertirse en una maestra más en este recorrido que hacemos por la vida, puesto que nos permite mirar en otra dirección para entender el mensaje que nos trae.

Porque es importante que sepamos que nos trae un mensaje. La enfermedad es la manera que tiene el cuerpo de darnos una información que tenemos que conocer. Y no vale hacer ver que no está.

Y desde esta posición incómoda en la que nos deja, con dolor, inmovilidad, deformaciones, lo que sea, nos anima a revisarnos a nosotros mismos con una mirada a la que no estamos nada acostumbrados: la mirada compasiva, no crítica, amable, atenta a la escucha, sin juicio ni prejuicios.

Porque, si una cosa nos enseña, es que tiene un sentido profundo que debemos descubrir. Nos invita a hacerlo, es una invitación en toda regla. De hecho, todos los síntomas que se le asocian son señales de alarma para que esta mirada sea profunda, no superficial. Por lo tanto, no tenemos que quererlos silenciar con fármacos, así como así.

Esta es mi experiencia, y la de tantos otros: la enfermedad como camino para adquirir una nueva mirada sobre mí misma y la vida, y el dolor, bendito dolor, como la señal de alarma que hay que atender cuando aparece, no silenciar.

LA SABIDURÍA DEL CUERPO

Lo que no se expresa en palabras se graba,
y después se expresa en dolores.
Josephine R. Hilgard y Anne Ancelin[19]

El dolor.

La lucha contra el dolor. La prevención del dolor. La descronificación del dolor. El tratamiento del dolor localizado.

La experiencia del dolor.

El significado del dolor.

El mensaje del dolor.

El dolor es «una experiencia sensitiva o emocional desagradable que se asocia a una lesión de los tejidos real o potencial», dice una de las entidades supranacionales de la salud. «Es una sensación desagradable y molesta que se siente en una parte del cuerpo a causa de una enfermedad o de una herida», y también «un sentimiento intenso de pena, tristeza o lástima producido por una contrariedad», recogen los diccionarios.

---

19. Josephine R. Hilgard y Anne Ancelin son dos de las grandes representantes de la psicogenealogía, que estudia los vínculos transgeneracionales a partir del psicoanálisis, y permite encontrar en el sistema familiar la causa del malestar físico, mental, social, económico, funcional, espiritual y afectivo de una persona.

Sea como fuere y venga de donde venga, el dolor puede ser de dos tipos: físico o psicológico, y a los dos habría que dedicar la misma atención, puesto que miedos, tristezas, amargura, etc., pueden ser tan difíciles de entender y de soportar, y tan incapacitantes, como el dolor de una contractura o un esguince. Y esto lo digo yo.

«Me duele en el corazón», decimos. O «me han roto el corazón», nos quejamos. Son dos expresiones, sí, pero también dos realidades. De hecho, cuando las decimos, sentimos un dolor físico en el cuerpo que, a veces, puede llegar a ser difícil de soportar. Lo sentimos tan real cuando afirmamos cosas como esas, que una rotura, una discusión con la pareja o un disgusto amoroso muy intenso pueden rasgar tejidos y causar lo que se denomina miocardiopatía de *takotsubo*[20] o «síndrome del corazón roto». De hecho, con una simple ecografía se puede detectar un debilitamiento repentino del miocardio, es decir una rotura minúscula del músculo cardíaco. ¡Increíble!

En 2012, la doctora Naomi I. Eisenberger y un equipo de la Universidad de California hicieron un experimento que, no por terrible de vivir, deja de ser interesante. Y digo que debió de ser terrible para los participantes que formaron parte en este con entero consentimiento, es evidente. El consentimiento es indispensable para poder llevar a cabo estos estudios, no tengo nada que decir, pero se me ponen los pelos de punta siempre que los leo, no puedo evitarlo. Supongo que la culpa la tiene

20. El término *takotsubo* proviene de la forma que tiene el recipiente que se usa en Japón para capturar pulpos y que se asemeja a un corazón roto.

La naranja mecánica de Stanley Kubrick, ya que, a pesar de las décadas que hace que se filmó —es del año 1962—, cada vez que escucho hablar de experimentos con la mente no puedo evitar que me vengan a la cabeza las imágenes de los ojos azules y secos de Alex DeLarge.

En este caso, el experimento de Eisenberger y sus compañeros consistía en hacer que las personas que participaban desarrollaran sentimientos de desprecio, angustia y de exclusión de varias formas. Los expertos, en todo momento, monitorizaban los cambios que se producían en el flujo sanguíneo de los participantes en dos áreas clave: por un lado, en el área donde nacen los sentimientos de angustia, miedo, temor, etc., que puede causar una situación de pérdida, engaño o rechazo (córtex cingulado), y por otro lado, en el área que se encarga de regular las emociones y calmar ese sentimiento de dolor (corteza prefrontal).

Y demostraron que podemos poner todas nuestras fuerzas en intentar enterrar el dolor emocional que nos provocó una situación determinada, y cuanto más profundo mejor, pero en nuestro cuerpo siguen pasando cosas. Cosas físicas que no podemos controlar y que, en realidad, son toques de atención que deberíamos escuchar.

De hecho, estas pequeñas señales, casi insignificantes, son las que nos avisan de que algo no va bien y debemos atenderlas enseguida.

Por muchas razones que difícilmente podría explicar aquí, ya que se remontan a tiempos inmemoriales, yo había instalado mi zona de confort en lo que popularmente se denomina *respuesta de huida-lucha*. Es decir, vivía en un estado, totalmente inconsciente, está claro, en el que mi cuerpo funcionaba como lo haría si estuviera en medio de la selva ante un león que me estuviera mirando fijamente mientras se relame los bigotes y saliva, preparado para embestirme y, a continuación, comerme.

Presentaba todos los síntomas del cazador cazado: sensación de falta de aire, nudo en la garganta, hiperventilación, palpitaciones y taquicardia, sudoración excesiva, sequedad en la boca... Un cuadro que podría esperarse de los miembros de la tribu de los piripkura de Brasil, por ejemplo, pero, en ningún caso, de una mujer nacida, crecida y vivida en el mundo occidental. Y eso que los piripkura son un grupo de la región de Mato Grosso que apenas llega a los veinte miembros y, por lo tanto, son una presa fácil para los leones hambrientos.

Así que yo, madre trabajadora del mundo moderno occidental, con las necesidades básicas cubiertas, estaba más que preparada para la fuga o la lucha cuando llegara la bestia que me amenazaba. Que no llegaba nunca, está claro.

No tenía sentido alguno.

Pero ¿cómo había llegado hasta allí? ¿Qué había pasado para que cualquier situación más o menos incómoda (ir a buscar al niño a la escuela, asistir a una reunión o a una presentación, firmar un documento en la notaría) me generara un malestar físico intenso (taquicardias, dolor de estómago, sudoración excesiva en las manos, etc.)? ¿O que ante cualquier acontecimiento que no controlaba o no había visualizado bastante bien en la mente con antelación, me pusiera en alerta y empezaran a surgir como de la nada todos los «y si» imaginables? «Y si no puedo...», «y si resulta que no es lo que»... «y si no es lo que dijeron y yo entendí que...».

Siempre los «y si», esta forma que tenemos los seres humanos de organizar el tiempo basada en el pensamiento hipotético. Un pensamiento, el hipotético, que ni es real ni tiene sentido cuando vivimos en el presente. Es solo un enunciado que todavía no ha sido verificado y que hay que confirmar o refutar con pruebas y aquello tan bonito del ensayo y error. Sin duda, es una capacidad que le es útil al ser humano para resolver problemas futuros, no digo que no. Pero no podemos vivir en la hipótesis constante, porque, ¿y si la hipótesis que hacemos no está bien formulada? Si omitimos en el enunciado posibilidades u opciones, o los supuestos que aplicamos no son los adecuados, etc., ¿esto no nos puede conducir a razonamientos falsos, falaces, engañosos, es decir, que no nos servirían más allá de generarnos incomodidad, sufrimiento o estrés?

Pues esa era la situación: vivía instalada en la lucha o en la fuga, daba igual, y lo basaba todo en decenas de «y si» sin sentido. Y así iban pasando los días, entre sufrimiento y sufrimiento, malestar y malestar.

Y ya nos encontramos justo donde quería llegar: el dolor se presentó como una parada obligada para replantearme si todo aquello tenía algún sentido.

Llegados a este punto tengo que parar un momento, porque, justo cuando me estoy documentando para esta parte del libro, gracias a una buena amiga doy con el libro *La biología del presente*, de Sergi Torres, «investigador de su propia vida», y David del Rosario, investigador en neurociencias. Y me encuentro leyéndolo con alguna lágrima que se me escapa y la boca entreabierta de incredulidad. Qué bien se explican en eso de la necesidad de vivir desde y en el presente. Cuántas veces tengo que volver a leer una frase y otra para que me entren. Para absorberlas y comprenderlas antes de escupirlas, porque ya las tengo interiorizadas y las siento casi mías, porque yo he estado allí, entre pasado y futuro, y he conseguido ubicarme en el presente.

Entre risas, experiencias propias, anécdotas vividas, información muy documentada y amigos, conocidos y saludados de los autores, voy entendiendo y poniendo en su lugar algunas de las cosas que hace tiempo que me pasan, y les puedo poner nombre, que es muy importante, ya lo veremos más adelante.

También me encuentro con fragmentos que cuentan con palabras lo que yo todavía tengo dentro de mí y no entiendo, y sobre todo uno que me toca un punto sensible. Dice: «Somos 0 % culpables de las leyes de la biología y de la física. Somos 100 % responsables de cómo decidimos vivir. Somos 100 % responsables de cómo afrontamos una situación de vida. Somos 100 % responsables de vivir una posible enfermedad desde la culpa o desde la responsabilidad».

Chapeau!

Y habiendo leído y masticado esta frase una, dos, tres veces, entiendo mejor que nunca que fue ese el punto de inflexión más importante que viví: salir de la consulta de la doctora a sabiendas de que dos palabras, *crónica* y *degenerativa*, no me determinarían y de que me responsabilizaría de la enfermedad, de lo que significaba que apareciera en mi vida en aquel momento, y no otro (esto también es importante, no posponer nada para mañana; ya nos lo decían nuestros padres de pequeños, un pozo infinito de sabiduría).

Si había un mensaje para entender, tendría que investigar, descubrirlo y, con la información que encontrase, responsabilizarme de él.

Era 0 % culpable.

Y eso es importantísimo, aunque no nos lo parezca, impor-tan-tí-si-mo. Repito: era 0 % culpable.

Pero 100 % responsable de lo que quería hacer con mi vida a partir de ese momento.

De cómo quería vivirla, y de con qué mirada quería vivirla: ¿desde el rencor amargo por lo que me había llevado hasta allí?, ¿o quizá desde el miedo por lo que me habían dicho que podría pasar si no conseguía rebajar el factor reumatoide a unas concentraciones razonables (bastón en una mano o culo en la silla de ruedas)?, ¿o desde la tristeza de lo que «quizá ya nunca volvería a hacer más»?

«El hombre puede soportar las desgracias que son accidentales y llegan de fuera. Pero sufrir por propia culpa, esta es la pesadilla de la vida», dijo el gran Oscar Wilde.

Esa era la primera gran lección que el dolor que sentía tenía guardada para mí: olvidar la culpa para vivir el presente, olvidando el pasado y no proyectando nada en el futuro.

Hacía demasiado tiempo que pasado y futuro se entremezclaban en mi cabeza, que no vivía en el presente. No podía, a pesar de que lo intentaba. Quizá, por eso, empecé a hacer yoga, para tratar de conseguir esa atención en el presente que tanto necesitaba. Pero nada. No me salía, aunque que me esforzara mucho.

Y ahora, además, todo apuntaba a que, si me despistaba, acabaría viviendo siempre entre el pasado que me había llevado hasta allí y el futuro que me esperaba, que no era esperanzador.

Pero ¿qué sabía yo realmente del futuro que me esperaba? Si apenas había empezado. ¿Y qué sabía del pasado, si por poco que podía evitaba mirar hacia allí?

Ahora tendría que cambiar eso, porque el dolor era presente. Era el presente hecho materia. Era el presente llamando a la puerta. Latente como un latido del corazón.

Estaba allí como una alarma permanente para no despistarme. Aquella manera intermitente de recordármelo en cada paso que daba con dolor, con cada bote que no podía abrir, con cada botella de litro que no podía sostener entre los dedos, era un recordatorio constante de que sí, de que solo podía situarme en el presente si quería avanzar.

Presente, presente y más presente. Esa era la fórmula mágica que necesitaba para empezar a estar mejor.

OTRA MANERA
DE VERLO TODO

*Dirige tu mirada hacia el sol
y la sombra quedará detrás de ti.*
Proverbi persa

La primera vez que escuché hablar de la teoría del terreno fue en 2020, a raíz de la llamada *pandemia de la covid-19*. Y todavía fue más impactante descubrir que, como la mayoría de las grandes decisiones que modifican el curso de la historia de la humanidad, fue un acuerdo de unos pocos lo que cambió a partir de un momento dado la forma de entender la naturaleza, el cuerpo humano y la enfermedad de muchos.

Tenemos que hacer un esfuerzo de imaginación y situarnos en el siglo XIX, cuando tienen lugar las memorables divergencias entre dos biólogos de renombre: Jacques Antoine Béchamp y Louis Pasteur. El segundo, cuya idea disfrutó del beneplácito del mundo académico, institucional y, evidentemente, farmacéutico, es el que acabó imponiéndose con fuerza, y aboga por lo que se denomina actualmente *la teoría de los gérmenes*, o sea, que pequeños organismos, casi todos demasiado pequeños como para poder ser vistos a simple vista, entran en humanos, animales y otros huéspedes, crecen y se reproducen, y así dan lugar a la enfermedad.

En el otro lado se encontraba Antoine Béchamp, su maestro, que postulaba el pleomorfismo, es decir, la idea de que toda la vida se basa en las formas que adopta una determinada clase de organismos durante las diversas etapas de su ciclo de vida.

Me explico porque sé que cuando lo lees por primera vez resulta un tanto confuso; yo también me perdí. Según esta teoría, las bacterias y los virus no serían los causantes de la enfermedad, sino que es la calidad del terreno donde se mueven y actúan lo que favorece, o no, la aparición de esta.

Por lo tanto, podemos decir que no son las bacterias o los virus en sí los que hacen que el cuerpo enferme, sino aquellos «subproductos químicos» y los componentes de estos microorganismos que actúan sobre un cuerpo que, por una razón u otra, se ha desequilibrado. Si el metabolismo celular y el pH del cuerpo —los dos puntos clave— están perfectamente equilibrados, la enfermedad o cualquier otra dolencia no encuentran lugar donde desarrollarse y expandirse.

En otras palabras, los microorganismos que asociamos a la enfermedad no producen originalmente una enfermedad. Es como si dijéramos que las moscas o las ratas que rondan al lado de los contenedores no se alimentan de los restos, sino que las produce la basura. No, ellas están allí precisamente porque la porquería, la enfermedad, ya ha aparecido y tienen unas funciones biológicas por desarrollar, en este caso de limpieza. Por eso están ahí, no por otra cosa.

Creer que los microbios aguardan en la esquina de cualquier callejón mal iluminado para lanzarse sobre nosotros como un ladronzuelo cualquiera para que enfermemos, cuando, lo dicho, estamos compuestos por millones y millones de bacterias, virus y hongos que conviven en armonía y equilibrio en nuestro cuerpo, no tiene mucho sentido. Quizá ninguno.

Solo un dato para que nos hagamos una idea de lo que estamos hechos, otra vez: se calcula que hay unos 100 millones de bacterias por cada milímetro de saliva, ¡por cada milímetro! ¡Que corresponden a más de 660 especies diferentes de bacterias!

A mi modo de ver, después de leer bastante sobre el tema y descubrir que hay otras formas de comprender la aparición de la enfermedad, imaginar que el terreno donde viven es lo que puede determinar el bienestar o el malestar de la persona y, por lo tanto, comprender la enfermedad como un desequilibrio del sistema, tiene todo el sentido. Y, además, me permite, vuelvo a ello otra vez, responsabilizarme.

Cuando una enfermedad te ha paralizado, te ha obligado a empezar a ver las cosas, el futuro, lo que sea con otros ojos, ¿cómo te puede afectar descubrir que hay otra forma de ver también el cuerpo humano? ¿De relacionarte con él?

Te afecta, ya os lo digo, y mucho. A mí me pasó.

Primero pensé que aquello arrojaba algo de luz a un futuro un tanto fantasmagórico, y que quizá así podría reconciliarme un poco conmigo misma y con mi cuerpo, que, cuanto más limitado en movilidad iba quedando, más me desesperaba. No podía evitarlo: la herramienta con la que me tenía que mover por el mundo se entumecía cada día más y el dolor era ya como sentir cristales en la sangre, que decía el poeta Martí i Pol.[21]

---

21. Miquel Martí i Pol, «Ara és demà», *Poesia completa*. Barcelona: La Butxaca, 2008.

Así que la perspectiva de ver el cuerpo y la enfermedad con unos nuevos parámetros me parecía atractiva, o cuando menos, una manera más simpática de tratar de entender por qué de repente mi cuerpo había decidido que necesitaba una enfermedad.

Tenía que entender realmente de qué estaba formado, cómo lo definían desde las diferentes ramas. Tenía que investigar qué es el cuerpo humano. De qué estamos hechos como seres vivos que vivimos en el planeta Tierra junto con 1,4 millones de especies más, contando las plantas, de las que un total de 13.500 forman parte de la familia de los mamíferos, la nuestra.

Y empecé a tomar apuntes para situarme mientras recababa muchos, muchos datos. Al parecer necesitaba datos para ubicarme de nuevo y volver a reconstruirme. Es lo que pasa cuando una crisis lo cambia todo y te obliga, de alguna forma, a empezar de cero.

Datos como que somos oxígeno en un 65 %, carbono en más de un 19 %, hidrógeno en un 10 % y un largo etcétera de porcentajes variables de nitrógeno, calcio, cloro, fósforo o potasio que no recogeré aquí, ya que son fáciles de encontrar en los libros o en la red con un solo clic.

Pero también somos un 75 % de agua, de la que un 60 % se sabe que se localiza en el interior de las células. También resulta que el cerebro es 75 % agua, la sangre un 92 %, los huesos un 22 % y los músculos un 75 %.

No sabía nada de todo esto. ¡Era fascinante!

¡Tenemos hasta 100.000 millones de genes, 100.000 millones!

Y 23 pares de cromosomas (46 en total), muy pocos si imaginamos toda la información que contienen.

También unos cuantos sistemas que nos permiten funcionar: el circulatorio, el digestivo, el endocrino, el musculoesquelético, el linfático, el nervioso, el tegumentario, el reproductor, el respiratorio y el urinario. Eso sí que es un supersistema y no el superordenador MareNostrum de Barcelona, con capacidad de efectuar hasta 314.000 billones de cálculos por segundo.

Y estamos formados por órganos y tejidos y moléculas y células, de las que tenemos cerca de 100 billones. Que se dice pronto.

Además, esta fina capa superficial que nos recubre el cuerpo y nos protege y nos separa del exterior, la piel, tiene una longitud nada despreciable de dos metros cuadrados, y respira como lo hacen los pulmones, hasta el punto de que, si la cubriésemos por completo con una capa, por ejemplo, de pintura plástica, moriríamos del mismo modo que lo haríamos si no nos entra aire en los pulmones. Serían minutos.

Son datos que fui encontrando y que explican una parte de quiénes somos: la de la biología, que es lo que yo quería estudiar de pequeña (ni me acordaba) antes de conocer a uno de aquellos profesores que hacen que te replantees todo lo que sabes y te cambian la vida. Bueno, la cambias tú, no ellos, qué responsabilidad les otorgaríamos sino, pero sí que puedo decir que son el chispazo que necesitas para que llegue aquel clic que después te has ido encontrando en momentos importantes de tu vida. Que conoces a una persona increíble, clic. Que el trabajo no te llena, clic. Que aparece la enfermedad, clic.

Pero no nos despistemos. Empecé a investigar qué somos y fui encontrando cosas, algunas muy interesantes. Por ejemplo, que, cuando en la antigüedad se quiso responder a la pregunta de qué somos y de qué estamos hechos, formularon una teoría que la primera vez que la escuché mencionar me hizo sonreír, si no reírme a carcajadas: la teoría de los humores. Estaba en la universidad e imaginarme la figura de Hipócrates, el venerable viejo de barba mullida que sentó las bases del solemne juramento que todos los médicos tendrían que colocar en el cabezal de su cama para soñar con él todas la noches o para que, al levantarse por la mañana, fuera lo primero que vieran (sobre todo aquello de «recordaré siempre que no tratamos síntomas, análisis ni gráficos de fiebre o tumores en crecimiento, sino que tratamos a personas enfermas»), me hizo pensar más en Buenafuente, que entonces lo petaba en televisión, que en mi médico de cabecera, el doctor Matias, sentado tras la maciza mesa de oscura madera.

Enseguida nos explicaron que, nacida en Grecia, esta teoría de los humores proponía que estamos formados por cuatro líquidos o humores: sangre, flema, bilis amarilla y bilis negra, y que el predominio de un humor por encima de los otros nos predispone a un tipo de temperamento u otro. Tiene mucho sentido. A partir de ahí era fácil dividir el carácter de las personas en cuatro grandes tipos: sanguíneo, flemático, colérico y melancólico, respectivamente. Con esto tenían suficiente para detectar ciertas patologías y empezar el tratamiento. Era una forma llana bastante buena de entenderse y buscar soluciones.

Estamos en la antigua Grecia, cuna de la civilización occidental donde hemos crecido, pero solo unos miles de kilómetros hacia el Oriente, la medicina china elabora otra teoría que no se aleja mucho de esta: la energía o el *chi* fluye por el cuerpo a través de los meridianos, de manera que, si el flujo se desequi-

libra o queda obstruido por alguna razón, aparece la enfermedad que te incapacita o te limita o te mata.

Como entre estos primeros griegos, y podríamos citar otras
civilizaciones anteriores y posteriores, la medicina china percibe al hombre como a un microcosmos sobre el que actúan las
mismas fuerzas primitivas que afectan y mueven al macrocos-
mos. Lo que es arriba es abajo, lo hemos visto. Una idea que
Platón recogió en su Timeo en boca de Proclo cuando dice
que «el hombre es un pequeño mundo (*mikros cosmos*), puesto
que, como el mismo universo, tiene tanto mente como razón,
tanto un cuerpo divino como un cuerpo mortal. Está dividido
en concordancia con el universo». De hecho, sin ir muy lejos,
la cábala define al hombre nada más y nada menos que como el
«espejo del universo».

No podemos separarnos de la naturaleza, puesto que somos
parte intrínseca de ella. Somos naturaleza.

Nunca deberíamos olvidar que el hombre procede del hu-
mus (de aquí la palabra *humano*), es decir 'de la tierra'. Es nada
más y nada menos que el nacido en la tierra.

Desde los tiempos más antiguos, pues, se entiende que el ser
humano forma parte de un todo único con el que interactúa.
Somos un todo con el universo, la naturaleza. Los chinos lo llaman Tao y los indios Brahma, por ejemplo. Es un pensamiento
que está a las antípodas de lo que acabará pasando en el siglo
XVIII en Occidente, cuando asistimos a un momento que marca
un punto de inflexión en la vida del hombre.

En este siglo tiene lugar el gran cambio de paradigma que nos
ha llevado hasta donde estamos. En estos años de grandes cam-

bios, los de la Ilustración y la Revolución Industrial, asistimos a la gran separación que se empieza a hacer desde muchas disciplinas, sobre todo la filosofía y la medicina, de la mente y el cuerpo. Una separación que tuvo consecuencias importantes en la visión que se tiene del hombre a partir de entonces, y que comportó sobre todo un alejamiento de este respecto a la naturaleza.

Decía René Descartes que no veía «ninguna diferencia entre las máquinas construidas por los hombres y los diferentes cuerpos que la naturaleza produce». Es decir, según el filósofo racionalista francés el hombre es fácilmente equiparable a un artefacto que funciona como lo hace un reloj. Es una maquinaria que funciona gracias a postulados meramente mecánicos, de modo que, conociendo las leyes que lo regulan, que lo hacen mover, cualquier reloj, u hombre, se puede arreglar (o dar por muerto, según lo que veas cuando lo abras y estudies su engranaje).

Así lo entendían sus coetáneos, y esta es la visión del hombre que nos ha llegado hasta hoy.

Este es el gran cambio de mentalidad que tiene lugar en este momento histórico que marcará un antes y un después en cómo vemos el cuerpo humano y, sobre todo, entendemos al hombre. Es cuando el ser humano pasa a ser visto como un engranaje que se estropea y puede repararse desde afuera. Con estos nuevos parámetros, el médico se convierte en una figura similar a la de un mecánico, y el cuerpo humano, una máquina imperfecta a la que se le hacen revisiones rutinarias y reparaciones si conviene, para reemplazar aquellas piezas que hayan dejado de funcionar como toca.

Desde esta perspectiva, la medicina entendida como una ciencia basada en elementos que se pueden dividir, cuantificar, medir y contar queda simplificada a un taller mecánico donde, gracias a un microscopio, pueden identificarse cambios en los tejidos, descubrir agentes externos que pueden ser perjudiciales, detectar estructuras celulares sospechosas; donde, gracias a los análisis, se hacen visibles los cambios en la sangre con los que se pueden diagnosticar todo tipo de dolencias; donde, gracias a la ciencia que prepara medicamentos para todo y para todos, las pastillas se convierten en el primer peldaño de los tratamientos pensados para curar el cuerpo enfermo.

En este contexto, el médico-mecánico ejerce un papel activo, de investigador, de arqueólogo de las veredas del cuerpo, y de prescriptor de medicamentos. Y los pacientes se resignan a adoptar un papel pasivo, de escucha de lo que el médico especialista interpreta a partir de los análisis y las pruebas que le han hecho. Será él, el médico, el que llevará la voz cantante de cómo se tiene que ayudar al paciente para que su cuerpo sane, mientras que el paciente escuchará atentamente y se dejará aconsejar.

Pero ya os digo yo, aquí y ahora, que sin un compromiso entre médico y paciente para hacer un esfuerzo conjunto para comprender de dónde viene el problema real, no solo los síntomas, más allá de lo que digan pruebas y analíticas, y sobre todo sin colaborar juntos para encontrar el mejor enfoque para aproximarse a ella, ni se comprenderá la enfermedad ni se favorecerá la curación que todos esperamos cuando nos toca.

Es importante tenerlo claro: la implicación de la persona que sufre la enfermedad, el llamado *paciente*, es básica, en ningún momento puede despreciarse. En ningún momento. Porque, al final, es su cuerpo, el que está enfermo.

Cuando, pasados los peores momentos de la enfermedad, leí *La enfermedad como camino*, de los alemanes Thorwald Dethlefsen y Ruediger Dahlke, me quedé sin palabras, yo que siempre me he dedicado a ellas. Totalmente muda. Y con los ojos completamente abiertos.

Tuve que releer el prólogo un par de veces, e, incluso, una tercera. No me lo podía creer.

Si Hipócrates sostenía que el cuerpo se tiene que tratar como un todo y no como una serie de partes, los autores dan un paso más allá y explican cómo los síntomas de una enfermedad a menudo son manifestaciones físicas de conflictos psíquicos que hay que afrontar. La importancia de descubrir el mensaje que nos quiere transmitir el cuerpo a través de la enfermedad nos permitirá, o no, sanarnos. Así de sencillo lo explicaban.

Y para mí, que todavía estaba en choque por lo que comportaba un diagnóstico como el mío, esto tenía más sentido que atiborrarme de pastillas y esperar a que el dolor menguara gracias a la química, o no se apreciara mucho, para poder volver a llevar una vida casi normal.

Ver la enfermedad como una consecuencia de un desequilibrio en el cuerpo (volvemos a uno de los grandes principios de la medicina china del *chi* o la griega de los humores) que hay que estudiar con atención contribuye significativamente a la sanación de la persona, y sobre todo la empodera para poner la mirada no fuera, sino dentro de sí misma, para descubrir en qué momento se rompió el equilibrio necesario para el sistema. Por eso es importante examinarnos con profundidad, para descubrir cuál fue el detonante, aquel clic que hizo el cuerpo en un momento dado. Y sobre todo por qué.

La teoría de buscar siempre la enfermedad fuera del cuerpo, en forma de gérmenes, virus, bacterias, etc., defendida desde Pasteur por la ciencia moderna, es sencilla, fácil y si, además, unas pastillas milagrosas minimizan o hacen retroceder el dolor, ahora sí hemos hecho pleno.

Pero es evidente que deja al margen los factores que afectan, y mucho, a la persona enferma. Los factores emocionales, por ejemplo, que, como veremos más adelante, son fundamentales. Cuando decimos que «tenemos mariposas en el estómago», que «sentimos algo a flor de piel» o que «no nos cabe el corazón en el pecho», nos estamos refiriendo a que las emociones tienen un reflejo en el cuerpo. Es decir, que damos una respuesta física que es evidente en los ojos (nos hemos sonrojado ante la persona que nos gusta), en el tacto (nos sudan las manos), en la piel (se eriza el vello de brazos o nuca).

Sentimos que algo pasa dentro de nosotros y es evidente que también fuera. Quizá, incluso, lo sentimos en el cuerpo antes de ser conscientes de que es una emoción que nos trastorna. Y esto, por fuerza, tiene que querer decir algo.

Volvemos un momento otra vez a Antoine Béchamp, que consideraba que la enfermedad venía de dentro de la persona, es decir, que una alteración previa del estado normal, de bien-estar, del cuerpo favorecía que un agente extraño entrara en él. En microbiología, esto se denomina *pleomorfismo* y se entiende como la capacidad que algunos microorganismos tienen para modificar la morfología, las funciones biológicas y las formas de reproducirse como respuesta a las condiciones del terreno o del ambiente que se encuentran.

Es decir, el terreno determina cómo un microorganismo concreto afectará al cuerpo.

Poco después era el biólogo, teórico y médico francés Claude Bernard, no tan reconocido entonces, ni lamentablemente todavía hoy, el que reafirmaba que lo más importante en el proceso de la enfermedad era el «terreno del paciente». Según Bernard, los microbios crecen y cambian según lo que haya en el terreno, y aseguraba que uno de los aspectos más importantes que había que tener en cuenta era el pH.

Sin ahondar más, que ya sabéis que no acabé siendo bióloga y todo ello se me hace una montaña de las que Kilian Jornet se come para desayunar, yo entiendo que como se sienta el paciente o lo que le haya pasado acaba teniendo un papel fundamental en la aparición y el desarrollo de la enfermedad. Por fuerza. No es necesario hacer un máster para llegar a esta conclusión.

Así, pues, es evidente que si no se busca cuál es el origen del desequilibrio que ha provocado la aparición de la dolencia, no conseguiremos encontrar la respuesta que buscamos y a partir de ahí empezar a sanar. Tiene mucho sentido.

Solo un apunte más, porque no se ha dicho mucho y me parece importante: en el lecho de muerte, Pasteur reconoció que Béchamp y Bernard tenían razón y que «el agente no es nada, el terreno lo es». Una afirmación que lo habría cambiado todo en la ciencia moderna que nos acompaña y diagnostica tanto, y que habría quedado muy bien en su lápida, y no la grandilocuente que tiene ahora sobre ideales de patria y ciencia.

UNA NUEVA PERSPECTIVA

El zapato que le ajusta a un hombre
le aprieta a otro;
no hay receta para la vida
que funcione en todos los casos.
Carl G. Jung

La antropología, la ciencia que se encarga del estudio de la humanidad, los pueblos antiguos y modernos y las formas de vida que los caracterizaban (sí, era otra de las carreras que yo veía con ojitos en la adolescencia), nos define como *Homo sapiens sapiens*. Años atrás, pues, nos ganamos subir un grado en el sapiens y lo hemos multiplicado por dos, o sea doblemente sabios.

Hay días malos, tengo que ser sincera, que cuando veo según qué cosas por el mundo, pienso que tendríamos que revisarlo y rebajar de inmediato la calificación a un solo *sapiens*, aunque en paleontología sirva para hablar del hombre anatómicamente moderno. Sobre todo, porque ahora calificamos y ponemos etiquetas a todo y para todo: para los países y su riqueza —la económica, no la otra—, la educación, los índices de contaminación, el aprendizaje de los niños y un infinito etcétera.

Filósofos como Platón y Aristóteles, en aquellos lejanos años de antes de nuestra era, acotaron la definición de hombre afirmando que somos seres racionales, o sea, dotados de razón, pero también animales políticos o sociales. Lo denominaban *zòon politikon*, y ya os digo yo aquí que no pensaban en la palabra *político* en los términos actuales, pero seguro que pondrían a todos los políticos en el saco de los animales sin alma, y no hablo de las bestias del reino animal, creedme.

Después de titubear sobre lo que somos y de dónde venimos, muchos autores buscaron su manera de definirnos según aquel rasgo que les parecía que era en el que más destacábamos para bien y para mal: por lo que hacíamos, por lo que ideábamos, por cómo consumíamos, por cómo estábamos... Así, unos nos consideraron *Homo videns* (G. Sartori), *Homo faber* (Max Frisch) o *Homo ludens* (Johan Huizinga), y otros optaron por unos más tristes y desesperanzados *Homo demens* (Edgar Morin) o *Homo consumens* (Erich Fromm). Todo dependía de cómo estos pensadores nos veían como especie según el contexto histórico, social, económico, cultural, etc., en el que vivían, y según el pie con el que se hubieran levantado, también.

Así que podemos ver claramente que en cuestión de etiquetas somos los reyes del mundo, y que esto viene de lejos, no es algo de ayer.

Y tampoco me extraña que hayamos acabado así, etiquetándolo todo, porque cuando tienes un poco (¡!) la sensación de que todo lo que conocías se derrumba o está a un paso de colapsar porque no paran de decírtelo y repetírtelo, las etiquetas aportan seguridad, un marco donde sentirse mínimamente fuerte o a cobijo de. Y hay quienes se apegan a ello con ganas.

Además, etiquetar tiene otra característica que para algunos es una virtud: deja al margen del discurso la diferencia, aquello que no entendemos, lo que nos molesta o lo que nos incomoda. Simplificamos la realidad porque así nos es más fácil digerirla, incluso entenderla, aunque sea con una mirada superficial, y no hace falta que nos rompamos mucho más la cabeza. O al menos así nos lo hemos creído a pies juntillas, porque a menudo tragar la bola de carne que tienes en la boca desde hace cinco minutos no quiere decir que, cuando llegue a los intestinos, no te dé una tarde o una noche de narices.

Personalmente creo que esto de etiquetar es un error de los que hacen historia, pero aquí estamos, etiquetados para todo y en todo, por aquello tan sencillo de «si te etiqueto, te limito, y así yo me siento más fuerte». Que lo de sentirnos más que los demás sí que nos da seguridad.

Pero centrémonos en lo que nos ocupa, que tiendo a irme por los cerros de Úbeda (os lo confirmarían quienes me conocen bien). Con esta pequeña disertación de cómo ha cambiado la mirada de lo que es un ser humano lo que quiero destacar es que, a lo largo de la historia, hemos visto al hombre con ojos distintos según los parámetros que estaban en boga o los descubrimientos que se iban realizando. Como cuando hemos hablado antes del concepto de belleza: nosotros admiramos o nos llevamos las manos a la cabeza con según qué obras, y nuestros antepasados alucinarían o llorarían ante las actuales, nunca lo sabremos.

Por lo tanto, por esa misma regla de tres, también la mirada sobre el cuerpo humano ha ido cambiando a lo largo de las décadas.

Lo iremos viendo en capítulos posteriores, pero sí que puedo adelantar aquí que ahora más que nunca tenemos información muy, muy detallada de cómo es el cuerpo humano por dentro y por fuera. La revolución tecnológica ha dado pasos de gigante desde los primeros ejemplos que encontramos registrados de un diagnóstico médico en los escritos de Imhotep (siglo III aC) en el antiguo Egipto o las exploraciones a simple vista sobre una mesa de trabajo hasta los rayos X de Wilhelm Röntgen (siglo XIX) y su sueño de observar en vivo y en directo el cuerpo. Y todo lo que se ha descubierto desde entonces ha sido lo que decíamos: una revolución.

Pero llegados a este punto podemos afirmar categóricamente que el cuerpo humano es realmente un organismo que, no porque sea complejo, deja de ser perfecto.

Y claro que es perfecto. Por ejemplo, tiene un sistema inmunológico que, si funciona bien, se encarga de limpiar aquellas células que detecta que son anormales o peligrosas; la piel contiene hongos y bacterias que no podemos ver a simple vista para protegernos de los agentes externos que podrían ser perjudiciales; en los jugos gástricos tenemos un contenido de bacterias relativamente «bajo» en comparación con el resto del cuerpo: ¡unas 1.000 por milímetro! Además de tener unos 100 billones de bacterias de 400 especies diferentes.[22] Todo un microuniverso que funciona casi siempre a la perfección.

---

22. Simon, G. L. y Gorbach, S. L. Intestinal flora in health and disease. Gastroenterology, 86 (1984), pág. 174-93. Gut flora in health and disease [en prensa], Lancet, 2003.

Dicho esto, la pregunta que tengo en la punta de la lengua es: si sabemos que el cuerpo humano es tan complejo como perfecto, ¿por qué tratamos de resolver la enfermedad que lo colapsa solo con «sustancias biológicamente activas capaces de modificar el metabolismo de las células», o también llamados fármacos? ¿Por qué nos empecinamos en buscar siempre la solución fuera de nosotros?

¿Y si en vez de detectar la enfermedad y curarla con un concepto tan amplio en el que podemos encontrar incluidos drogas, neurotransmisores, hormonas, etc., a menudo con una lista larguísima de contraindicaciones que nadie se lee, abordáramos el motivo que ha desencadenado la aparición de la enfermedad? ¿O al menos, con el diagnóstico en mano, intentáramos realizar una primera aproximación a la razón de esta antes de enterrar para siempre esta opción con el tratamiento farmacológico?

La moderna medicina de Occidente pone hoy a un mismo nivel la necesidad de mantener a raya los síntomas graves (dolor, inflamación, deformación, etc.) con la curación real de la enfermedad, y esto limita en parte su efectividad real. Si no buscamos el desencadenante de la enfermedad, el detonante, como decíamos antes, las soluciones que aplicaremos para acabar con ella serán superficiales; chapa y pintura, y poca cosa más. El motor seguirá emitiendo un ruido sospechoso cada vez que lo arranquemos y se calará cuando menos lo necesitemos y menos preparados estemos.

Supeditarlo todo a poner nombre a los síntomas que sufre la persona que busca una respuesta al dolor que siente y cuantificarlo en índices de mayor o menor gravedad en pruebas de todo tipo para encontrar aquel fármaco que «dicen» que es el más adecuado, no es curar la enfermedad. Es aliviar e, incluso, minimizar los síntomas, sí, pero no sanarlos. Es dar calidad de vida, quizá incluso mucha, pero no es sanar. Y quizá incluso puede empeorar las cosas.

Y todavía voy más lejos: cuando se da un diagnóstico a alguien, o sea se le cuelga una etiqueta, se consigue que la responsabilidad de lo que nos pasa sea nuestra, tuya y mía de manera individual. El colectivo del que formamos parte no se responsabiliza de muchas de estas patologías que tienen un claro origen social: cómo la sociedad que hemos cons- truido nos «dice» que «tenemos que» vivir con los demás, en relación con los demás, para ser buenos ciudadanos. Y esto es muy importante, porque no se responsabiliza de ello, y de ahí a hacerte sentir culpable hay un paso muy pequeño.

Demos ejemplos por si no he sabido explicarme suficien- temente bien: si hace tiempo que te sientes estresado en el trabajo, te dicen que tienes síndrome del trabajador quemado (*burnout*), es decir, estás agotado y sufres ansiedad y angustia; si un niño no puede estar tres o cuatro horas seguidas siguiendo clases magistrales sin dejar de moverse, tiene déficit de aten- ción; si se muestra hiperactivo, es impulsivo y tiene dificultades para concentrarse, tiene TDAH.

Tendemos a etiquetar todo comportamiento que no es lo que la sociedad espera.

¿Pero hemos imaginado lo que motiva estos comportamientos? ¿Qué los causa? Porque nos dicen y nos repiten por activa y por pasiva que un diagnóstico no define a una persona, pero si todo comportamiento considerado normotípico recibe una etiqueta, ¿no estaremos haciendo de la diferencia un problema por muy buenas intenciones que tengamos de ayudar a la criatura o a la persona adulta a entender lo que le pasa? ¿No estaremos poniendo el foco en eliminar el síntoma, porque es molesto o incómodo o no es lo que se esperaría, en vez de escuchar el mensaje que nos trae?

Porque quizá el mensaje del *burnout* no es otro que una manera enfermiza de entender las relaciones laborales hoy en día; el déficit de atención nos dice que hay cosas en el sistema educativo que tendrían que cambiar, y el TDAH, que los niños necesitan el contacto constante con la naturaleza, y no pasar un mínimo de seis horas, siendo generosos, porque hay muchos que pasan todavía más horas encerrados en los centros escolares con solo uno o dos recreos de poco tiempo para oxigenarse y desahogase.

El síntoma, o el conflicto, solo es la manifestación exterior de algo mucho más profundo, como la fiebre cuando aparece. La fiebre no es una enfermedad en sí misma, sino una respuesta del organismo ante una infección, ante una alteración a la que se tiene que dar respuesta. Es una reacción defensiva a algo sobre lo que hay que fijar la mirada. No tiene sentido hacer ver que no está, porque está y se nota.

En los casos dados, pues, la pregunta que tendríamos que hacernos es la siguiente: ¿qué pasaría si cambiásemos la manera como trabajamos o la manera como educamos a nuestros hijos? ¿Estas etiquetas desaparecerían para siempre?

Estoy segura de que muchas quedarían obsoletas y solo las encontraríamos en los diccionarios o en la bibliografía médica. Estoy convencida de ello.

La visión cada vez más pequeña, específica, concreta y delimitada del cuerpo humano (división por decenas de especialidades de una misma carrera; ¡en España se reconocen un total de 56 especialidades solo en ciencias de la salud!) permite tener cada vez más información de los datos descriptivos, de los detalles más pequeños e insignificantes del cuerpo humano. Y esto es muy valioso, muchísimo. No lo negaré yo, porque mejora y salva vidas.

Por ejemplo, sé que es importante haber descubierto la prolactina, PRL para los expertos. Ahora sabemos que se trata de una hormona que tiene forma de las espirales que dibujan las cintas de gimnasia rítmica y que se encarga de estimular y mantener la producción láctica. Y que la síntesis tiene lugar en unas células que se encuentran en el lóbulo anterior de la hipófisis, la placenta y otras áreas del cerebro. Y es importante porque está implicada en procesos metabólicos, como son la regulación del sistema inmunitario y el desarrollo del páncreas. Todo esto he encontrado que hace la PRL, es decir, mirando el detalle y más adentro todavía del detalle.

Por lo tanto, es evidente que mirar en pequeño y pequeñísimo el cuerpo humano nos da información imprescindible para saber cómo somos, qué tenemos e intentar encontrar un remedio para las patologías que nos afectan.

Pero una visión solo centrada en estos pequeños detalles y que acaba definiendo, por ejemplo, la artritis simplemente como *crónica* y *degenerativa*, sin dejar espacio a mucho más, hace perder el sentido conjunto del sistema. Un sistema que sabemos que se ha desequilibrado. Hablo de aquella visión integral que engloba al «paciente» y las circunstancias personales, ambientales o socioculturales que lo rodean. Unas circunstancias que la evidencia científica ya ha demostrado con creces en muchos estudios que son algunas de las muchas razones importantes que pueden explicar el origen del desequilibrio en el cuerpo que ha acabado favoreciendo la aparición de la enfermedad.

Pero situémonos un poco en el tiempo para entender cómo hemos llegado hasta aquí. Me parece importante, sobre todo, porque estar informados nos permite tomar decisiones adecuadas y muy fundamentadas. Especialmente, cuando hablamos de nuestro cuerpo y de nuestra enfermedad.

Han pasado solo trescientos años de la forma que tenían de concebir el mundo Descartes y sus coetáneos, que entendían al hombre como una máquina que se rige por leyes mecánicas, y solo decenas de años desde que los intereses de ciertas familias promovieron que la salud pública funcionara en sintonía con los intereses de la industria (hablamos sobre todo de universidades), y teniendo en cuenta cómo de enfermos estamos en general y la descomunal fuerza que tiene hoy en día el sector tecnofinanciero encabezado por la farmacoindustria, parece claro que el camino que se escogió hace siglos era el equivocado. O al menos no nos ayuda a estar tan sanos como cabría esperar teniendo en cuenta los progresos que se han hecho los últimos años.

Especialmente, si tenemos en cuenta que ya entonces, en el siglo XVIII, Jean-Jaques Rousseau decía que «los males y los vicios que afligen al hombre proceden de la permanente opo-

sición entre la naturaleza y la sociedad que la niega». Sabemos
que formamos parte de la naturaleza. Ya hemos dicho que *somos*
naturaleza y nos gobiernan las mismas leyes universales. Y si
negamos que formamos parte de un mundo con el que vivimos
en simbiosis (naturaleza) y en comunicación constante los unos
con los otros (sociedad) solo nos debilitaremos, y esto nos hará
enfermar. Como individuos y como sociedad.

En realidad, las cifras de enfermos diagnosticados y fármacos que se ingieren cada día, lejos de disminuir, continúan au-
mentando día tras día. España, por ejemplo, es el primer consumidor de cocaína y pastillas de la Unión Europea. De hecho,
un 3 % de la población consume de manera habitual.

Si los datos son estos —y todavía hay más, como que «Cataluña y España son dos de los grandes consumidores mundiales de
psicofármacos; un 22,2 % de la población de 15 a 64 años ha tomado hipnosedantes (ansiolíticos, somníferos y sedantes) alguna
vez, una cifra que se ha triplicado desde el 2005»—,[23] es evidente
que debemos estar haciendo mal muchas cosas, no solo algunas.

La fórmula básica de «un diagnóstico, un fármaco» no solo es
errónea y absurda, sino perjudicial. Y como sociedad deberíamos
empezar a actuar para desterrar esta fórmula que solo tiene un be-
neficiario claro, y no es el paciente, sino la industria farmacéutica.

Es más necesario que nunca que recuperemos el sentido de
conexión que había antes, cuando el hombre se sentía totalmente vinculado a la naturaleza y a su pasado; cuando interac-

---

23. *https://www.elcritic.cat/noticies/9-raons-que-expliquen-laugment-del-consum-de-psi-*
cofarmacs-a-catalunya-11144.

tuábamos con los demás seres vivos del planeta desde el respeto, la escucha y la compañía; cuando no lo etiquetábamos todo y a todos para definir y entender el mundo y a las personas (cosa que nos encorseta y nos debilita); cuando mirábamos hacia adentro y no hacia afuera para buscar la razón de lo que nos pasaba, y también la solución.

Tenemos que recuperar una visión integral de la salud, que sea global (ahora que está tan de moda la globalización) y dentro de un contexto. Una visión que implique la exploración de otros espacios que también nos definen, y que son unos cuantos.

Me refiero, primero, al entorno donde nacemos, es decir, al espacio que configuran familia, amigos, etc., puesto que nos aportan una serie de condicionantes de los que no siempre somos conscientes (hablaremos de ello más adelante). Pero también a todo lo que nos llega a través del primer gran contacto que tenemos con el mundo exterior y que no es otro que la escuela,[24] donde empezamos a crecer y a aprender con los demás; la sociedad en la que nos desarrollamos como personas —con los medios de comunicación o las redes sociales al frente de cómo se configura la forma que tiene esta sociedad—; la manera como modelamos el entorno físicamente;[25] la política que

---

24. Un sistema educativo basado en indicadores y pensado solo para el mercado laboral. No olvidemos que tiene su momento de auge en el siglo XVIII para cubrir las demandas de la Revolución Industrial.
25. Haced una búsqueda por internet y comparad, por ejemplo, la arquitectura gótica, con una estética trabajada, compleja y delicada, con la moderna, que se caracteriza por una simplificación máxima de las formas, la ausencia de ornamentos y que responde a patrones geométricos básicos (cubos, líneas rectas). Si simplificamos al máximo, ¿dónde queda el espíritu crítico? ¿Cómo podemos saber si nos gusta un objeto o nos disgusta cuando está formado solo por líneas y curvas?

mueve el mundo, [26] o cómo las instituciones que hemos creado actúan en la sociedad con el objetivo de tomar decisiones que afectan a la mayoría, y un larguísimo etcétera.

La respuesta a cómo nos construimos a nosotros mismos con las herramientas que tenemos al alcance y en nuestro entorno tiene mucho que ver con cómo aprendemos, es decir, cómo el cerebro humano organiza la información que le llega a través de los distintos sentidos. Es en el cerebro, con toda la información que ha ido recogiendo, con el que, a través de la red de relaciones e interconexiones que crea, somos capaces de entender el mundo exterior y movernos en él con facilidad, con destreza. Es la asociación de ideas, las imágenes ya vistas, «los conocimientos acumulados, las experiencias ya vividas, la cultura heredada y, sobre todo, las expectativas»,[27] lo que le permite al ser humano situarse en el mundo.

Así pues, quizá necesitemos otra manera diferente de ver y de vernos para cambiar una sociedad de la que empezamos a tener claras evidencias empíricas de que está enferma. Las estadísticas hablan por sí solas; solo hay que observarnos y observar a nuestro alrededor para saber que es así. No es un despropósito mío, no..

«Es la enfermedad del occidental, que no descansa mientras no ha contaminado el mundo entero con su voracidad y su des-

---

26. Hablamos del sistema capitalista, que Imanol Zubero, profesor de Sociología de la Universidad del País Vasco, define a la perfección con el término *necronomía*, es decir, una economía contra la vida.
27. Castellanos, N. *Neurociencia del cuerpo: cómo el organismo esculpe el cerebro*. Barcelona: Editorial Kairós, 2003.

asosiego», dijo Wilhelm Reich hablando del progreso (progreso que en su época solo se apuntaba, y que ahora vivimos desbocado en muchos sentidos). Y es que realmente aquí estamos: en una sociedad que no pone en el centro la vida de las personas, y por extensión el entorno natural, sino otras muchas cosas, pero, sobre todo, el dinero, el poder, el éxito, la imagen, etc., y que, muy a menudo, por la enorme voracidad que tiene acaba destrozando el entorno donde vive.

Así las cosas, es normal que no se quiera ver en el dolor un aviso de que el cuerpo está en desequilibrio y que hay que investigar para descubrir su origen, ni en la inflamación la forma que tiene de luchar para recuperar el estado de equilibrio y deshacerse de la toxicidad que lo está atacando. Solo puede ver en los dos síntomas un error del sistema, un desajuste funcional (recordemos que se nos ve como un mecanismo de relojería que se estropea), y que solo puede tratar de restituirse al estado normal de salud con el suministro de fármacos.

Si lo miráramos con ojos de niño, o de alguien llegado de un mundo de antes de la Revolución Industrial, nos diría que nos ocupamos más de la enfermedad que de la salud. Que ponemos el foco de atención en conseguir que el mal pare, que no progrese más, o que sea menos incapacitante o doloroso, que no en encontrar la razón que lo ha hecho implosionar todo. Y eso que ya sabemos que, si no la descubrimos y la seguimos ignorando, podría volver a aparecer al cabo de un tiempo, quizá no tan largo como nos creemos.

Así que la pregunta más sabia que nos podemos formular es ¿qué nos costaría hacer volver al cuerpo al estado normal de salud a partir de lo que la enfermedad nos enseña? ¿Y si la vemos con otros ojos para entender el mensaje que nos trae?

Quizá así entenderíamos todo lo que hace tiempo que nos preguntamos, y quizá no queremos respondernos.

Y una última información para aquellos que no saben por dónde tirar ahora que la enfermedad ha aparecido: de medicinas no solo hay una, sino muchas. Y terapias, también.

Solo tienes que encontrar aquella que te vaya bien a ti.

El zapato que a ti te sienta bien, le aprieta a otro, ya lo decía Carl G. Jung.

UNA SOCIEDAD
QUE ESTÁ ENFERMA

Nos han enseñado cómo tenemos que ver
y entender el mundo. [...]
Hay que romper la certeza de que el mundo es
cómo nos han mostrado que es.
Carlos Castaneda

Solo si entendemos que son siempre otros los que nos dicen cómo tenemos que ver y entender el mundo, podremos entender quiénes somos, pero también de dónde venimos y hacia dónde queremos ir.

Si una cosa tendríamos que tener más claro que nunca es que la historia, la versión que nos llega, la han escrito unos pocos desde tiempos inmemoriales. Los relatos que nos relatan el mundo y que nos han llegado sobre todo en papel —antes lo habían hecho a través de mitos y leyendas— los tenemos precisamente porque alguien los escribió en nombre o por orden de otro. Y este otro a la fuerza tenía que tener los recursos necesarios para hacerlo.

La censura histórica es esta virtud de quien tiene el poder de narrar los hechos que han acontecido ajustándolos a su conveniencia e interés. Si miramos algunos de los grandes momentos de la historia, es evidente que la reescritura de la historia ha obedecido a las pretensiones que tenían unos pocos para construirse a medida un relato atractivo, interesante, digno de ser admirado por los demás. Una biografía en toda regla pensando en el futuro que querían construir les sirvió para borrar todo vestigio incómodo del otro, el contrario, aquel que era considerado enemigo. Sabemos que no son pocos los casos en los que la tergiversación de datos y hechos ha agrandado a figuras despreciables o, cuando menos, dudosas a héroes de un tiempo.

Pero no es en la denuncia o en la queja de lo que ha pasado siempre donde nos queremos detener. Sino que queremos dar un paso más y preguntarnos de dónde venimos de verdad. Nosotros, como seres que vivimos en sociedad con otros seres con los que nos comunicamos, comerciamos e intercambiamos experiencias y conocimientos, ¿de dónde venimos? ¿Dónde hay que buscar nuestros orígenes reales? ¿Y por qué es importante en un libro titulado *Recuperar el poder perdido*?

Quiénes somos es una de las grandes preguntas a las que hemos tratado de dar respuesta desde el origen de los tiempos desde distintas disciplinas: la filosofía, la historia, la medicina, etc. Y las respuestas han sido tantas como pensadores se han atrevido a formular una definición, o al menos se han acercado a intentarlo, y no han sido pocos.

Así que, ¿somos mente y cuerpo, como afirmaban Descartes o Platón, o mente, cuerpo y espíritu?

¿Somos buenos o malos por naturaleza, como trataban de saber Hobbes, Maquiavelo o Rousseau?

¿O somos *fabers, consumens, ludens,* o de todo un poco y según el día o el pie con el que nos levantemos?

Como hemos dicho unas líneas más arriba, es importante saber quiénes somos como especie porque no reconocernos, no saber quiénes somos, nos deja huérfanos, sin cabeza. ¿Alguna vez habéis imaginado nacer en un lugar y un tiempo donde no entendéis nada de lo que hay a vuestro alrededor, como si os hubieran teletransportado al estilo de *Star Trek*? Algo así como lo que le pasa al protagonista de *El planeta de los simios* en la última escena, cuando comprende que todo aquello que conoció y formaba parte de su mundo sabido se extinguió tiempo atrás, y ya nada tiene sentido para él si se aferra a la forma de ver las cosas que antes le era válida.

Y más importante todavía: no saber de qué espacio formamos parte, de dónde venimos, nos desarraiga, o directamente mata las raíces sociales y familiares que nos mantienen en pie. Si liquidamos el pasado, la tradición de la que hemos bebido desde hace generaciones, perdemos la identidad y nos sentimos absolutamente desprotegidos. Y la consecuencia inmediata de este no saber quiénes somos es «la sensación de extrañamiento o pérdida del sentido de la vida».[28]

Como pasa con los árboles, no conocer y no cuidar las raíces que nos permiten sostenernos en pie significa quedarnos sin los nutrientes que nos alimentan, sin el pilar que nos da seguridad y desde el que crecemos. Y sin nutrientes, sin apoyo, ya sabemos lo que le pasa al cuerpo: como el árbol, se debilita y enferma.

---

28. Basterretxea, M. Carmen. *Europa indígena matrilineal. Los vascos.*

El sentido de pertenencia a un lugar, a un grupo es fundamental para que el ser humano evolucione de manera sana. Es evidente que el sentido de pertenencia que tenemos como hombres o mujeres es diferente, según la comunidad donde vivimos y crecemos (Europa, África o Mongolia; pueblo o ciudad; mar o montaña, etc.), de la interacción que establecemos entre los miembros que forman parte del colectivo que nos rodea (hablamos de ayuda, de apoyo, de cooperación, de interdependencia) y de la cultura o el tipo de organización que hemos creado, e incluso del clima (las vivencias en un remoto pueblo de Siberia no tendrán nada que ver con las del sur de África o Europa).

«Si no tienes pasado, no tienes identidad, no sabes exactamente qué hacer, no tienes comunidad y, al fin, eres aquello que quería precisamente el sistema: ser un consumidor compulsivo, narcisista, sin elementos que te liguen a la comunidad, vulnerable, frágil», afirma Xavier Diez, escritor e historiador especializado en los movimientos sociales en el siglo xx.

Ahora bien, si una cosa es cierta hoy es que vivimos en una sociedad en la que se nos hace casi imposible imaginar otros tipos de organización, sobre todo social y económica, diferentes a las que conocemos, a aquellas en las que hemos crecido. En realidad, el descubrimiento de pueblos que tienen una estructura social, cultural, económica, etc., distinta de la nuestra nos genera sorpresa e incredulidad. Nos quedamos con la boca abierta, como pasmarotes. ¿Dice que hay tribus que no conocen la tecnología? Nos llevamos las manos a la cabeza. ¿Dice que hay quien todavía no sabe lo que son las zapatillas deportivas? Miramos a nuestro alrededor para ver si no hay una cámara oculta escondida en algún lugar. No nos pillarán, no, que todo el mundo sabe que el mundo ya está descubierto, y la parte que queda para conocer es tierra baldía.

No entendemos que el mundo no sea todo igual al que conocemos, al que vemos en los medios. A la postre, vivimos en la era de la mundialización total. Desde hace años estamos inmersos en un proceso que podríamos llamar de integración global de los distintos ámbitos de nuestra vida, desde el político y el económico hasta el social y cultural; una integración que nos tiene que llevar a vivir en lo que se denomina *vecindad global*. Es decir, un mundo donde viviremos, como quien dice, puerta con puerta con suecos, siberianos y australianos.

Quizá por eso nos sorprende saber que existe la tribu de los piripkura de Mato Grosso de los que hemos hablado en la página 64, una pequeña tribu que vive tan aislada y desconectada de «nuestro mundo global, globalizado y globalizador» que no fue descubierta hasta los años ochenta del siglo pasado y que está en peligro de extinción después de siglos de haber conseguido sobrevivir a contracorriente, conservando formas de vida ancestrales y en simbiosis con la naturaleza.

Quizá por eso, imbuidos como estamos en las actuales formas de vida donde hemos crecido, que son de base patriarcal y fundamentadas en un consumismo sin límite y a menudo sin sentido ético, nos es imposible imaginarnos que en la antigüedad existió un modelo cultural y social diferente que no se basaba en la guerra y el conflicto, sino en la cooperación.

Para entenderlo bien tenemos que hacer un esfuerzo para situarnos en el tiempo si no queremos perdernos...

Los primeros pueblos que existieron construyeron una forma de vida que estaba íntimamente ligada con la naturaleza y el universo. Y no es extraño, puesto que el mundo apenas se estaba descubriendo y solo tenían que observar a su alrededor para buscar las respuestas a las preguntas que se formulaban. ¿Tenían hambre? Miraban hasta donde el horizonte desaparecía buscando cereales, plantas o animales. ¿Que querían entender quiénes eran o de dónde venían? Levantaban la cabeza hacia el cielo buscando las respuestas en las estrellas. Era así de sencillo.

Así que observaron el cielo, observaron la naturaleza y observaron las estaciones, y descubrieron que todo lo que necesitaban para sobrevivir estaba allí, delante de ellos. Observando el entorno atentamente y entendiendo cómo funcionaba, qué sinergias se daban, conseguían recursos para alimentarse y refugios para sobrevivir. No necesitaban más.

En realidad, en los inicios de la humanización, en el Paleolítico, el considerado el periodo más largo de la historia de la humanidad,[29] lo que había es lo que se conoce como cultura matrilineal, un tipo de sociedad en la que el clan era de pertenencia materna. ¿Y esto qué quiere decir? Pues que las relaciones sociales y la organización que se establecía dentro del grupo derivaban del derecho materno, es decir, del cuidado de la madre y del niño, del otro; de la responsabilidad mutua de las cosas que formaban parte de lo que se consideraba común. Se trata de sociedades que abominan de la guerra y el conflicto, la violencia y las conquistas.

---

29. El antropólogo Johann Jakob Bachofen, en el siglo XIX, en el libro *Das Mutterrecht* plantea que el derecho materno es el régimen más antiguo de la humanidad.

No consideran al otro como un enemigo, sino como alguien con quien hay que cooperar, a quien hay que ayudar; y no tienen el conflicto como la forma de relacionarse con el otro.

Por lo tanto, no es una cultura competitiva y bélica por excelencia, como podría ser la actual, sino todo lo contrario.

En *El asalto al Hades*, Casilda Rodrigáñez sostiene que, en el proceso de humanización, el primer vínculo social fue el que la madre establecía con la criatura —es muy lógico— y que los grupos humanos se constituyeron en torno a ellos. Por su parte, Marija Gimbutas, arqueóloga y antropóloga reconocida por los estudios sobre las culturas del Neolítico y la Edad de Bronce de la «vieja Europa», afirma que en esta sociedad no había diferencias entre hombres y mujeres en cuanto a las tareas y que todo era compartido.

Pero esta forma de vivir tan diferente a la actual empezó a apagase con la llegada de las invasiones arias e indoeuropeas, que tuvieron una fuerte incidencia sobre todo en el Este de Europa. Estas invasiones lo cambiaron todo.

La violencia ejercida por estas tribus, que solo conocían la guerra como forma de intercambio con el otro, arrasó y destruyó esta forma de vida armoniosa con la naturaleza. E impuso una sociedad de tipo eminentemente belicista, con una organización fundamentada en una jerarquía ordenada ya en estamentos. Una sociedad que llegó a considerar al hombre superior a la naturaleza y, por lo tanto, con derecho a dominarla y explotarla sin miramientos. Nos suena, ¿verdad?

Pero, ¿a dónde nos lleva este largo inciso que he realizado? Pues que aquello que nos decían cuando éramos pequeños de que el hombre es un lobo para el hombre (*homo hominis lupus*) no es verdad. Se trata de un tópico que ha pasado de generación en generación a través de los siglos, y desde esta mirada hemos construido una forma de vernos y de relacionarnos con el otro que se basa en la desconfianza, en el recelo, en la competencia, en el miedo a lo que es diferente. Y subrayo la palabra *miedo* concienzudamente.

Jean-Jacques Rousseau ya afirmaba en el siglo XVIII que el hombre es bueno por naturaleza, y que es la sociedad la que lo corrompe. No quisieron escucharlo, y sus palabras cayeron en el olvido. Pero no otras, en cambio, que acabaron teniendo más fortuna y han determinado la manera como entendemos al otro y cómo nos relacionamos entre nosotros.

Hoy en día, nuestra mente, educada en unos parámetros eminentemente materialistas, desconectados de la naturaleza y en contraposición al otro (que siempre es diferente: por el color de la piel, por la cultura, por la religión que profesa, por quien ama, etc.), es incapaz de imaginar una organización social que no se base en las relaciones de poder o el conflicto, sin unas leyes que delimiten espacios, formas de hacer y de decir; sin jerarquía de poder o dinero; sin gobernantes que mandan y gobernados que acatan.

Ashley Montagu, antropólogo que estudió la raza y el género en relación con la política y el desarrollo, es contundente: «La violencia innata del ser humano es un mito». También escribió en *La naturaleza de la agresividad humana* que «vivimos pensando o sintiendo que el mal es inevitable». Que el otro siempre es un enemigo o alguien de quien hay que desconfiar, añado yo.

Todo mentira.

Si bajas la guardia y te confías, mal, nos dicen y vuelven a decir. Y es evidente que, de esta manera, al otro lado siempre encontraremos a alguien de quién desconfiar: el inmigrante que llega con las manos vacías; quien vende lentejas o zapatos o libros como tú, pero parece que gana más; quien estudia lo mismo que tú, pero saca mejores notas; quien ha podido comprarse la casa, el coche o la maleta que tú querías... Siempre otro a quien poder mirar con recelo, y quizá, incluso, culpar de todos los males que te pasan si la cosa no va como esperabas o imaginabas.

Y ¿qué tipo de sociedad podemos construir juntos si no sabemos que hubo otro tiempo en el que nos relacionábamos entre nosotros de otro modo? ¿De una manera sana, respetuosa, basándonos en la escucha y el acompañamiento?

Si buscamos en el diccionario la palabra *paranoia*, podemos leer: «Perturbación mental en la que una persona tiene un patrón de desconfianza y recelos de los otros de forma prolongada». Sin el sentimiento de pertenencia al grupo que nos cuida y del que cuidamos, sin la red en la que uno se siente apoyado y protegido pase lo que pase, en una sociedad formada por grupos nucleares cada vez más pequeños, a veces, minúsculos, desarraigados y alejados del núcleo familiar, y viendo en el otro a un competidor o a un desconocido o a un enemigo, solo podemos construir una sociedad con claros síntomas de paranoia. Y depresión. Y narcisismo.

Y es que la actual sociedad podríamos definirla como paranoica, depresiva y narcisista. Pensemos en ello solo un momento. Quizá nunca lo hayamos pensado y nos parezca exagerado, pero seguro que, si reflexionáis un poco, algo se os remueve por dentro.

Hoy en día, el narcisismo se ha convertido en una enfermedad más que psicológica, cultural. Es ya una forma de vivir y de ver el mundo para una gran cantidad de personas. Afirma Alexander Lowen en el libro *El narcicismo* que «en el plan individual, denota un trastorno de la personalidad caracterizado por una dedicación desmesurada a la imagen en detrimento del yo. A los narcisistas les preocupa más la apariencia que sus sentimientos». ¿No sería esta una buena descripción de lo que vemos en la actual sociedad aquí, pero también al otro lado del Atlántico o yendo hacia el Pacífico?

Miremos donde miremos no es difícil detectar a muchos niveles una ausencia de los valores que nos definen como humanos, especialmente, el cuidado del otro, pero también el interés por el otro, por el bienestar del grupo, por el entorno natural que nos proporciona alimento y refugio. En la sociedad de hoy en día, la importancia que damos a las cosas materiales se ha convertido en la medida con la que definimos el mundo y a los demás; la manera como cuantificamos el progreso de las personas en su vida y, por lo tanto, cómo las valoramos. Se trata de un parámetro reduccionista que a ojos de los demás nos hace ser quiénes somos según lo que tenemos o lo que podemos mostrar que tenemos. Es la vida en un «me gusta» al que aspiran muchos hoy.

«La riqueza material está por encima de la humana», afirma Lowen; «la notoriedad despierta más admiración que la dignidad y el éxito es más importante que el respeto por uno mismo». Una sociedad eminentemente narcisista, que se mira el ombligo y lo enseña al otro por puro exhibicionismo. Porque parece que no seamos si los demás no ven que somos. Y, por esta misma razón, desaparecemos si no mostramos que existimos.

Esta situación tiene una consecuencia clara: el individuo se crea la idea que tiene de sí mismo a partir de la imagen que la sociedad valora o le pide, y se amolda a ella todo lo que puede. Que la imagen cambia, ha caducado y ya no sirve, pues él también cambia para continuar existiendo. Un poco como aquello que dicen que dijo Groucho Marx de «estos son mis principios... si no le gustan, tengo otros».

Pero esto tiene graves consecuencias, puesto que podemos acabar moviéndonos más como las personas que los demás esperan que seamos que como las personas que realmente somos. Y podemos acabar siendo más un producto o una idea que lo que somos realmente.

El aumento de la cantidad de gente que habla de sensación de frustración, vacío existencial y falta de realización personal en los últimos años se explica por una razón muy clara: vivimos en una sociedad en la que sentimos que hemos perdido el contacto con nuestro mundo interior y vivimos demasiado por los demás, de cara a los demás. Todo aquello que nos hace verdaderamente humanos, que es querer, cuidar de los demás, cooperar y ayudarnos, nos hace vivir. Es vida. Así ha sido siempre.

Pero, en una sociedad cada vez más alienada, donde la mayoría de hombres y mujeres tienen vidas cada vez más ligadas a la fría tecnología dentro y fuera del horario laboral, más que humanos empiezan a parecer autómatas que no saben qué hacer con el vacío que sienten, que, además, tiene la mala costumbre de seguir creciendo cada día algo más, que ya es mala suerte.

Llegados aquí, pues, recapitulemos un poco. Hemos afirmado que hemos olvidado que el enfrentamiento no ha sido siempre la manera de entrar en contacto con el otro, lo desconocido; que hemos perdido el vínculo intrafamiliar que teníamos en épocas no muy lejanas y hemos creado familias nucleares que, a menudo, no tienen al alcance el apoyo mínimo que necesitan; que hemos construido una sociedad basada en el tener y el mostrar, y no en el ser, y nos hemos creído que todo está a nuestro servicio y podemos sacar el máximo provecho de ello mientras haya recursos naturales, pero también humanos —es así de triste—, que puedan ser explotados al máximo.

Y solo unas cifras más que nos ayudan a continuar completando el cuadro de lo que es la sociedad actual:

- 1 de cada 4 personas en el mundo tendrá un trastorno mental a lo largo de la vida.
  Son 2.000 millones de personas con un problema de salud mental que les dificultará o les impedirá un desarrollo completo en varios aspectos de su vida.
- Se suicida 1 persona en el mundo cada 40 segundos.
  Se ha convertido ya en la segunda causa de muerte en personas de 15 a 29 años, y la primera entre la población femenina en España entre los 30 y los 35 años.
- 1 de cada 3 mujeres en Cataluña tiene una dolencia crónica.

Y una cuarta que hace temblar: según un estudio de la Universidad de Harvard que sorprendió mucho por la contundencia de la imagen que transmite, la soledad es más mortal que fumar 15 cigarrillos al día.

Leído esto, ¿puede ser que ahora nos parezca que sí, que vivimos en una sociedad con rasgos paranoicos, depresivos y narcisistas?

De todo esto casi nunca se habla más allá de las cifras o estadísticas que quedan muy bien en gráficos en las redes o en los medios de comunicación, por el mismo impacto que generan, pero que enfrían, detrás de unos meros números, el verdadero drama que significa haber construido una sociedad donde mucha gente joven, y no tan joven, no puede «sostener» la vida, no encuentra la forma de vivir y ser feliz. Donde mucha gente mayor acaba sus días en la más absoluta soledad. Donde la enfermedad crónica afecta a un tercio de la población femenina.

Son cifras que, más allá de hacernos reflexionar, y mucho, nos tendrían que asustar.

Son solo unas cuántas cifras de muchas más que podríamos añadir, pero no olvidemos que estamos en el siglo XXI, el siglo de los grandes progresos tecnológicos que nos permiten comunicarnos al instante y localizarnos en el espacio en cualquier lugar del mundo en segundos; de la interconectividad a gran escala; del mercado de cabo a rabo del planeta; de la cultura y la cooperación sin fronteras (aparentemente, porque en la práctica ya es otra cosa). Hablamos del mundo que ha globalizado todos los aspectos de nuestra vida hasta la parcela más íntima: la ropa que llevamos, la dieta que mantenemos, las series que nos gusta ver, etc.

Pero resulta que con tantos adelantos, sabiendo todo lo que sabemos en cuanto a innovación y comunicación e información y todo el resto, que es cierto que nos han permitido vivir mejor que a las generaciones anteriores y afrontar las dificultades con mayores recursos, pues resulta que no podemos decir que lo estemos haciendo demasiado bien. O que estemos mejor desde el punto de vista emocional.

Vivimos en una sociedad tecnológica donde parece que todo sea muy sencillo con un solo clic de ratón —compras, viajes, llamadas...—, pero nos sentimos más solos que nunca, más desconectados de los demás que nunca, más perdidos entre tantas probabilidades que tenemos a disposición que nunca.

Estamos empachados de posibilidades, opciones y oportunidades. Saturados de tantos impactos del entorno digital.

No conseguimos centrarnos. Saber dónde estamos.

¿Y cómo puede ser el futuro que esperamos si la cultura eminentemente patriarcal de consumo desenfrenado y miles de oportunidades remotas a un solo clic desde cualquier lugar ha dado lugar a una sociedad enferma, psicótica y paranoica que se fundamenta en el desprecio del ser humano y en la competitividad? ¿En la imagen que se proyecta hacia afuera y no en la potenciación de las increíbles capacidades con las que nacemos?

Pues, nada más y nada menos que una sociedad que acobarda, empequeñece, limita y miente al otro para convertirlo en un sujeto más débil y más fácil de manipular.

Mi historia, desde este punto de vista, es una más de tantos miles de vidas en las que una forma de vivir, la actual, ha hecho enfermar. Y lo digo así, con la boca muy llena: esta forma que tenemos de vivir nos enferma, y todavía nos enfermará más. Y esto pasa, sobre todo, por una razón muy sencilla y que no tendríamos que olvidar: «el miedo como forma de vida promueve el estrés crónico, el debilitamiento del sistema inmunitario, la aparición de enfermedades cardíacas, etc.»..[30]

---

30. Sergi Torres y David del Rosario, *La biología del presente*.

EL MIEDO APRENDIDO

El miedo es mi compañero más fiel,
jamás me ha engañado para irse con otro.
Woody Allen

Finalmente he decidido escribir un breve apartado solo dedicado al miedo. Por su importancia. Porque nos gobierna la vida más de lo que creemos.

El miedo como forma de vida, como forma de relacionarnos con nosotros mismos, con el otro y con la naturaleza.

El miedo al otro, a lo que no conozco; el miedo al futuro, a lo que vendrá; el miedo a perder el trabajo, a alguien querido, la oportunidad que esperaba, el tren que siempre dicen que pasa solo una vez en la vida...

El miedo a caer enfermo, a la bicicleta.

El miedo a la muerte; el miedo a las alturas, a los espacios abiertos, a los espacios cerrados, al compromiso, al fracaso, a la soledad, a la suciedad.

Hay tantos y tantos miedos que nunca acabaríamos. Y la nuestra es una sociedad que vive con miedo, y que ya lo hacía antes de que llegara la covid-19 y lo acentuara un poco más.

El miedo es una reacción muy humana, muy nuestra. Es imposible vivir sin tener miedo; al fin y al cabo, ha sido fundamental para la supervivencia de la especie humana. Siempre lo ha sido y ahora no lo negaremos. Al menos, yo no lo haré.

Pero, a pesar de que los humanos adoramos el miedo en muchos sentidos, e incluso lo idolatramos (nos encantan e idealizamos las películas de terror —que salen en un número de centenares cada año—, los festivales dedicados al terror, las atracciones de los parques temáticos que nos aterrorizan o nos tienen en suspense, etc.), cuando se infiltra en el día a día de la persona, la cosa puede llegar a ser un problema.

Es una sensación molesta, que no queremos experimentar durante mucho tiempo, que nos pone a prueba en muchos sentidos, y que prolongada en el tiempo puede llegar a tener repercusiones importantes en el cuerpo. Solo hay que pensar en un dato: de manera automática, activa el sistema nervioso simpático, que ya sabemos que es el que necesitamos para afrontar una situación de estrés, peligro o amenaza, y el problema es que podemos llegar a quedarnos ahí: encallados en un estado de miedo constante a todo y por todo.

¿Y qué le pasa al cuerpo cuando vivimos con miedo?

Solo cuatro breves apuntes para ver que no hablamos de cualquier cosa, no. Hablamos de alteración de la frecuencia cardíaca, de ataques de pánico, de dilatación de las pupilas, de respiración acelerada y superficial (no se llenan los pulmones ni el diafragma y tenemos la sensación de que nos ahogamos, de que desfallecemos por falta de aire), de dilatación de los bronquios...

Hablamos también de cómo los órganos que no son vitales para la supervivencia inmediata (por ejemplo, los que están relacionados con el sistema digestivo) se moderan y entran en un modo pausado para permitir que los que sí son vitales (corazón, pulmones, etc.) sigan a pleno rendimiento, y podamos correr, escapar, sobrevivir, lo que sea que necesitemos.

Hablamos de cómo vivía yo, ahora lo sé, desde hacía años y ni lo sabía: con miedo, ansiedad, estrés...

Hacía tanto que me movía en estos parámetros que había normalizado una forma de vivir que veía en todas partes a mi alrededor, y que al final se acababa concretando en el día a día en pequeñas taquicardias que de vez en cuando me agobiaban y a las que me acabé acostumbrando; una respiración corta y entrecortada; constante malestar en el estómago, insomnio frecuente; falta de vitalidad general, etc.

Vivía en un estado permanente de angustia, pero tan sutil que ni siquiera era consciente de ello. En realidad, ni tan siquiera habría sabido describirlo con palabras. Quizá también porque mirara donde mirara veía a todo el mundo como yo: con las mismas prisas, el mismo cansancio, la misma alimentación, los mismos miedos... Era lo más normal a mi alrededor.

Desde el punto de vista meramente fisiológico, era como si me encontrara siempre a punto de perder el tren, de dejar escapar la oportunidad que solo aparece una vez en la vida, de encontrarme en plena selva con un gran felino lamiéndose los bigotes justo detrás de mí a punto de saltarme encima. Un sin sentido.

En la situación más cotidiana me pasaba lo que siempre pasa cuando estás en estado de alerta: el cuerpo empezaba a buscar oxígeno desesperadamente y el corazón a latir aceleradamente; aumentaban los bombeos de sangre que tenían que llegar a todo el organismo en espera de lo que pudiera pasar —que al final no era nada del otro mundo, literalmente nada importante, pero el cuerpo no lo sabía—; me sudaban las manos; sentía un cosquilleo por todo el cuerpo, o en una parte, y tenía unas enormes ganas de salir corriendo hacia cualquier dirección, la que fuera. En realidad, el cuerpo ya estaba preparado para empezar la carrera a la desesperada; solo le faltaba escuchar el pistoletazo de salida, que, evidentemente, nunca llegaba.

Lo que fuera que hubiera pasado, real o imaginado, me había activado el hipotálamo, la parte del cerebro que se encarga de liberar las hormonas necesarias para sentir emociones y que también se ocupa de aumentar la frecuencia cardíaca, la temperatura corporal, etc., para hacer frente a la emergencia, fuese cual fuese.

El miedo como detonante de la acción.

Pero fijémonos un poco en cómo funciona la cosa de manera muy abreviada...

Justo en el hipotálamo se encuentra una de las glándulas más importantes: la pituitaria, que regula la producción de unas cuántas hormonas, como las suprarrenales, que es donde se activan la adrenalina y el cortisol. La adrenalina, ya lo hemos visto, es un neurotransmisor que aumenta la frecuencia cardíaca, contrae los vasos sanguíneos y dilata las vías respiratorias. Ahora sabemos que el cerebro activa tres funciones fundamentales para tratar de resolver la situación que nos angustia: la taquicardia ayuda a llevar la sangre a los tejidos para poder actuar; la taquipnea se encarga de dar más oxígeno al cuerpo para que las células puedan moverse, y la glucosa envía azúcar al cuerpo, lo que también es muy necesario en este momento.

Por otra parte, el cortisol también se ve forzado a actuar, y lo hace «atacando» el hipocampo, que está relacionado con los procesos de aprendizaje y memoria. Lo que pasa con el hipocampo es que se ve alterado y de repente no responde como tendría que hacerlo. Es ese momento tan típico que tantas veces hemos vivido de cuando en una situación como esta nos sentimos bloqueados, paralizados, y no encontramos las palabras adecuadas que decir, o simplemente olvidamos las que necesitamos para gritar o pedir algo tan sencillo como ayuda, por ejemplo.

Cuando tenemos una vida en la que el estrés o la ansiedad predominan en casi todas las acciones que llevamos a cabo, la adrenalina y el cortisol se ven permanentemente alterados, y esto es evidente que ha de tener consecuencias importantes para el bienestar del conjunto del organismo, que hemos visto que es muy competente, pero no infalible al cien por cien. Por ejemplo, parece que el estrés produce la supresión de las funciones del timo, la conocida como *glándula del sistema inmune*, y consecuentemente las defensas del cuerpo disminuyen.

Una de las cosas más sorprendentes que he aprendido en todo este proceso de enfermedad vivido es que el cuerpo y la mente no distinguen entre una amenaza real de una imaginaria. De hecho, hay numerosos estudios que evidencian que la repetición de un pensamiento puede llegar a generar cambios en las células. Ya hablaré de ello más adelante.

Por lo tanto, si por la razón que sea, nos quedamos instalados en un estrés constante, no importará si la motivación que lo haya despertado es real o no: mente y cuerpo solo reciben la información de que hay una amenaza que entienden como real («perderé el trabajo», «caeré enfermo», «seguro que me pasa a mí») y que hay que tener activado el sistema de alerta siempre para actuar cuando haga falta, que seguramente será pronto.

Si las emociones que sentimos terminan siendo reales para el cuerpo y la mente, y los dos las viven como hechos que realmente están pasando o pasarán, nos instalamos en un círculo vicioso muy difícil de romper.

Ya dijimos que, con el sistema nervioso simpático muy activado, el cerebro decide que tiene que optimizar al máximo los recursos de los que dispone; es inteligente, así que decide dejar a unos en lo que podríamos llamar servicios mínimos. Y esto tendrá repercusiones, especialmente en el sistema inmunológico, la gran barrera que nos protege, que se verá debilitado, lo que favorecerá que pueda aparecer la enfermedad.

Además de todo lo dicho del cortisol, sabemos que presenta dos caras: controlado actúa como antiinflamatorio, pero desbocado favorece la aparición de la inflamación como estado normal (gastritis, dermatitis, artritis...). Y un estado de inflamación latente puede desencadenar problemas más graves, como, por ejemplo, trastornos cardiovasculares, hipertensión arterial, alteraciones digestivas, cáncer, etc.

Antes de la aparición de la artritis en mi vida, yo ya tenía muchos de estos síntomas que anunciaban que vivía en un estado de estrés sostenido. Empezando por el aparato intestinal, que siempre me causaba pequeñas molestias. Incluso me llegaron a diagnosticar una hernia de hiato, que evidentemente no tenía, a pesar de la persistencia del malestar. Lo que sí tenía era una flora intestinal muy dañada, por no decir que destrozada. Tanto, sin ser consciente de ello, que el primer paso que me pareció más natural dar cuando el dolor empezó a ser intenso, fue acercarme a la nutrición ortomolecular. Buscaba algo que fuera más allá de lo que ya había probado: eliminar de la dieta ciertos alimentos (lácteos, gluten, pastelería, alimentos ultraprocesados...), tomar probióticos en las comidas, etc.

Intuía que tenía que eliminar toxinas del cuerpo, y la nutrición ortomolecular me ofrecía, por entonces, una pauta que todavía no había probado.

Me lancé y, a pesar de que no fue fácil, me comprometí con ello al cien por cien. Bueno, quizá más bien al noventa por ciento.

CUANDO NO COMEMOS BIEN

No soporto a la gente
que no toma en serio la comida.
Oscar Wilde

La filosofía europea afirma que cuando no ves, es que algo no funciona en los ojos, mientras que la sabiduría africana dice que, si no ves, es porque algo no funciona suficientemente bien en el estómago, en los intestinos. Si limpias los intestinos, empezarás a ver claro con los ojos.

Actualmente, seguimos una ciencia médica que afirma que las enfermedades son fruto de gérmenes, virus o bacterias, pero nunca nadie responsabiliza de ello a lo que comemos, o cómo lo comemos, y lo que comemos es lo que necesita el motor del cuerpo para funcionar. Nada más y nada menos, o sea todo.

Sin alimento, el cuerpo humano ni se pone en marcha ni funciona. Hipócrates afirmaba muchos siglos atrás: «Que el alimento sea tu medicina, y la medicina, tu alimento».

Somos lo que comemos, dicen, y seguramente lo que comemos podría explicar quiénes somos. Dentro de unos años, seguro que lo veremos más claro. Es lo que tiene la perspectiva que da el tiempo.

Si esto es verdad, es evidente que los problemas derivados de una alimentación poco adecuada tienen que hacer estragos en la salud. Así lo indican muchísimos estudios, que ya apuntan que enfermedades como la diabetes, la osteoporosis, la obesidad, la anemia, las enfermedades coronarias, el cáncer, las enfermedades inflamatorias y un largo etcétera, no paran de crecer año tras año por culpa de una alimentación deficiente o no suficientemente buena.

Hablamos de cómo comemos, sí, pero, sobre todo, de lo que comemos, y aquí cabe pensar en procesados, aditivos, tóxicos, pesticidas, etc., que también llenan la cesta de la compra siempre que vamos al mercado o al supermercado. Pero también hablamos, no debemos olvidarlo, de factores ambientales que afectan a los alimentos que ingerimos, como lo es la contaminación del aire, del agua y de la tierra.

Podría sernos útil hacer un poco de historia para ver cómo hemos llegado hasta aquí. O sea, como la forma como nos alimentamos nos está enfermando. Para hacerlo tenemos que mirar atrás y pensar en cuál fue el último gran cambio en el modo de alimentarnos.

Y, como siempre, el gran salto lo tenemos que buscar en la llegada de la industrialización, cuando cambió el paradigma de cabo a rabo, como hemos ido viendo. En este caso, todo empezó con la gran migración de población de los pueblos a las ciudades. Una nueva forma de vivir que cambió la manera como nos alimentamos.

Hasta entonces, el modo que teníamos de obtener alimentos de todo tipo estaba relacionada con una actividad vinculada directamente a la tierra, que, además, estaba en manos de muchos pequeños propietarios. A partir de la Revolución Industrial y los cambios tecnológicos que supuso (desde la facilidad de movilidad y transporte de mercancías y personas a casi todas partes hasta el trabajo fabril, que multiplicó exponencialmente el volumen de producción que antes se hacía en el campo o en pequeños talleres artesanales) empieza a desarrollarse un mercado agroalimentario que, poco a poco, deja de ser local y cada vez se va haciendo más global.

Con el tiempo, la consecuencia de este proceso ha sido que la tierra ha terminado en manos de unos pocos propietarios que poseen grandes extensiones donde lo producen todo.

Actualmente, el control del mercado de estos grandes propietarios ha crecido tanto que podemos afirmar, sin que nadie se sorprenda, que la alimentación está en manos de unas pocas y grandes multinacionales agroalimentarias que dominan casi todo el mercado. La más importante de todas, creada a principios del siglo XX (no voy a dar el nombre porque es fácilmente identificable), inició su camino empresarial dedicándose a la producción de herbicidas y a la ingeniería genética de semillas.

Poco más se puede decir, pues, de cómo estamos de salud si vemos de dónde venimos y en manos de quienes hemos dejado el control de lo que comemos. ¿O no es fácil imaginar qué tipo de productos saldrán de las fábricas que dependan de ella?

Con la industrialización y la consiguiente globalización de los últimos años, la cadena alimentaria ha cambiado de arriba abajo, empezando por que ha crecido en dimensión y en complejidad de una forma tan increíble que ya no sabemos ni de donde viene lo que comemos. Estamos muy lejos del paradigma del huerto en casa que tenían nuestros abuelos, con suficiente producción para sostener a la familia y a cuatro animales que ellos mismos se encargaban de alimentar y cuidar, y cuando era el momento, matar. Yo todavía llegué a ver en casa de mis abuelos maternos conejos y gallinas, y al poner esto por escrito realmente me parece que estoy hablando de hace más de doscientos años...

Pero no, de esto no hace muchas décadas, porque es verdad que en muy pocos años hemos pasado de una producción local más o menos tradicional dirigida por pequeños productores y pensada para un consumidor más o menos próximo, y un productor que conocía bien el mercado y el entorno, a una nueva forma de organización jerarquizada y basada en nuevos estilos de comercialización. Esta nueva manera de comprar y vender ha dejado muy atrás la economía de subsistencia de nuestros abuelos, y ha ampliado la distancia, ahora ya abismal, entre productores y consumidores, además de introducir nuevos agentes en la cadena agroalimentaria a los que ni siquiera la mayoría de nosotros les podríamos poner nombre.

Cuando en una sociedad la producción se ha masificado tanto que, a pesar de las etiquetas con lo que lo adornamos todo, apenas sabemos de dónde proceden los alimentos que consumimos; cuando la relación entre productor y consumidor se ha difuminado tanto que podríamos decir que ha desaparecido, o está a punto de hacerlo; cuando en muchos países se importan casi las mismas cantidades de un producto que las que se exportan a países terceros; cuando puede terminar siendo más económico comprar naranjas en Suráfrica que en Valencia (¡!), con todo lo que esto comporta en cuanto a control deficitario por lo que respecta al uso de pesticidas, transporte, maduración en cámaras frigoríficas, etc., y cuando el ritmo de vida que llevamos en general se traduce en menos inversión de horas en la cocina, podemos afirmar, sin lugar a dudas, que no estamos bien alimentados por más etiquetas de calidad que quieran poner algunos y que nosotros nos queramos creer.

Y una mala alimentación tiene repercusiones importantes a un nivel que es fácil de imaginar si pensamos que el intestino se considera el segundo cerebro. Ya hemos oído hablar desde hace tiempo de lo del segundo cerebro, y sabemos que es así porque en el intestino hay billones de bacterias que producen los compuestos neuroquímicos que el cerebro necesita para realizar funciones tan importantes como las de la memoria, el aprendizaje y el comportamiento.

Fijémonos solo en un dato: en el intestino podemos contar hasta 100.000.000.000.000 de bacterias de más de 1.000 especies diferentes. Digámoslo con palabras, que quizás así se entiende mejor la magnitud de la cifra: ¡cien billones! Es de vértigo, ¿verdad?

Para hacernos una idea de lo que significa una cifra como esta, a la que no podemos ni acercarnos a imaginar, podemos compararla con datos como los siguientes: hace solo 100.000 años que los mamuts andaban por la Tierra, somos 8.000 millones de habitantes en el planeta, el punto máximo de separación de la Tierra respecto al Sol es de 152 millones de kilómetros, la distancia que la luz recorre en un año es de aproximadamente 9,46 billones de kilómetros, el cuerpo humano tiene 37 billones de células.

Son números que nos permiten hacernos una idea de que hablamos de una cantidad increíble de bacterias que tenemos en el intestino, que se relaciona de forma directa con el cerebro. ¡Es casi tres veces más que el total de células del cuerpo humano! Al fin y al cabo, si los agrupáramos todos en una bolsita, he leído que pesarían en torno a un kilo y medio.

La conclusión a la que se llega, pues, es clara: hay que alimentarse bien para vivir más y mejor. Y para conseguirlo es evidente que cabría aplicar la regla PET: productos de *p*roximidad, *e*cológicos y de *t*emporada.

Por lo tanto, cuando un día eres consciente que desde hace años tienes malestar constante en el estómago, recuerdas que, siendo tu hijo muy pequeño, cogías una pasa gastrointestinal tras otra (hasta ocho en cinco años), te diagnostican una hernia de hiato que no acaba siendo hernia ni de hiato, pero que sigue causando molestias, cuando todo esto pasa, porque el cuerpo ha dicho hasta aquí, lo primero en lo que piensas es en cambiar tu alimentación, a ver si así la cosa mejora.

Y, en este sentido, la dieta ortomolecular que empecé a seguir me pareció un buen primer paso para mejorar. Pero, sobre todo, me permitió, primero, entender que, aunque comiera bien (dieta equilibrada, nada de repostería ni procesados ni azúcares refinados, todo el sanctasanctórum de lo que tendría que estar prohibido si, repito, queremos vivir más y mejor), mi cuerpo se había desequilibrado tanto que no podía recuperarse solo alimentándolo bien.

Antes de eliminar o de introducir alimentos en las comidas, tenía que restituir el balance de nutrientes que el cuerpo había perdido para optimizar su funcionamiento. Así, de paso, podría aliviar los síntomas más agresivos de la enfermedad, como el dolor penetrante que me atormentaba.

Tal y como estaba entonces, eso solo se podía hacer con suplementos ricos en vitaminas, minerales y aminoácidos en las dosis que me daban especificadas, dado que mis intestinos ya no eran capaces de absorber los nutrientes indispensables para estar saludables por el mal estado de la microbiota. (Ya hablaremos de la microbiota.) Y, sobre todo, haciendo una limpieza hepática, con infusiones de plantas diversas, puesto que pronto se evidenció que tenía el hígado castigado de tantas toxinas.

En segundo lugar, me permitió descubrir que realmente el aparato digestivo es ese segundo cerebro del que hemos hablado, y que, por lo tanto, influye en la salud mental y emocional tanto como lo hace el cerebro.

La idea del segundo cerebro la popularizó Michael D. Gershon en el libro *The Second Brain* recuperando la idea de un médico francés que, en el siglo XVIII, se dio cuenta por primera vez de que el tubo digestivo tenía su propio sistema nervioso, el llamado sistema nervioso entérico, que depende del cerebro. Gershon descubrió que el intestino aloja centenares de millones de neuronas. Más que las que pueden contabilizarse en la médula espinal y en el sistema nervioso periférico juntos.

Por lo tanto, era fácil que lo bautizara como el segundo cerebro, y teniendo en cuenta cómo ha acabado triunfando la denominación, fue todo un acierto por su parte.

Los estudios que se van realizando día tras día confirman cada vez más la certeza de que sobre todo el estrés y la ansiedad influyen en los procesos digestivos y metabólicos. Como lo hace en la respuesta inmunológica, que es la que origina procesos inflamatorios como la artritis.

¿Y cómo pasa esto? Aquí es donde entra en juego la microbiota intestinal de la que hablábamos, un ecosistema complejísimo con una gran variedad de microorganismos viviendo allí. La biología molecular ha evidenciado la estrecha relación que hay entre la microbiota intestinal y el cerebro. La cosa funciona de la siguiente manera: ayudando a la microbiota a reestablecer su estado natural y óptimo, podemos mejorar la salud mental y física. Nada más y nada menos.

Una microbiota alterada, o disbiosis (del griego, *dis*, 'malo', y *bios*, 'vivo'), puede modificar la producción de neurotransmisores, que son los mensajeros químicos que envían las señales a las células nerviosas que se necesitan para el buen funcionamiento del sistema nervioso y para regular las emociones. Se trata de una relación tan simbiótica la que se establece entre intestinos y cerebro que puede provocar, y empeorar, todo tipo de males.

Y del mismo modo, restituyendo el equilibrio, los síntomas pueden mejorar, e incluso se puede sanar.

Tal y como pasa con todos los sistemas, mantener la integridad de la barrera, en este caso la intestinal, es fundamental para evitar que penetren en el riego sanguíneo sustancias nocivas o tóxicas, ¡o incluso alimentos sin digerir! Y de esto se encargan las vellosidades que tenemos en las paredes, que son fundamentales para una buena absorción de los nutrientes de lo que comemos para mantener el organismo en marcha, pero también para una correcta digestión. Si, en este proceso, el sistema deja de funcionar como debe hacerlo, es cuando aparecen los molestos gases, la digestión pesada, el malestar estomacal, etc., que pueden derivar en procesos inflamatorios en el intestino, causando intolerancias transitorias o permanentes a ciertos alimentos, diarrea, hinchazón, estreñimiento y un largo etcétera.

Pero no todo pasa en el intestino, puesto que también pasan cosas fuera que nunca relacionamos con el estado en el que se encuentran los intestinos: eccemas, picores de piel, dolor de cabeza, etc., podrían ser indicadores de un mal estado intestinal.

Un buen equilibrio entre «microorganismos buenos y malos» favorece la absorción de los nutrientes que necesitamos para que el cuerpo funcione. Sin este equilibrio, lo que comemos, por muy bueno que sea, natural, ecológico y con todas las etiquetas que queramos ponerle, continuará siendo perjudicial para nosotros.

A día de hoy ha quedado demostrado que un estado de estrés o ansiedad sostenido, con un cortisol disparado y una adrenalina por las nubes a la mínima, puede perjudicar a la microbiota tanto como lo pueden hacer alimentos tan perjudiciales como los ultraprocesados o los azúcares refinados, o la manera como comemos (con prisa, de pie, en frío...).

Con una permeabilidad intestinal muy o poco dañada, el filtro que hace de criba no puede evitar que entren allí organismos perjudiciales, patógenos o tóxicos, que se pueden infiltrar en la sangre y empezar a campar a sus anchas, y a recorrer los miles de kilómetros (de hecho, 96.000) de vasos sanguíneos que tiene el cuerpo. Una extensión larguísima de pequeños caminos que los llevará hasta el rincón más recóndito, para instalarse y hacer de las suyas.

Si esto es así, ¿podemos llegar a decir que el estado de ánimo depende de las bacterias del colon? Si la microbiota controla el desarrollo del cerebro, las funciones que tiene y el comportamiento,[31] tenerla en un buen o mal estado puede ser muy significativo. Tan importante es el papel que desarrolla la microbiota intestinal en el diálogo constante entre intestino y cerebro, que no es de extrañar que se diga que tener una microbiota castigada o empobrecida favorece la irritabilidad, el insomnio, la tristeza o la depresión.

Por lo tanto, es un camino de doble dirección: vivir en un estado constante de estrés, ansiedad y angustia castiga y perjudica a este conjunto de billones de microorganismos que «habitan en el colon y funcionan como un solo órgano en funciones vitales para la supervivencia humana, desde ayudarnos a digerir los alimentos y sacar de allí energía hasta fabricar vitaminas esenciales y entrenar al sistema inmunitario»,[32] pero una microbiota pobre, desequilibrada y poco resiliente puede favorecer estados de estrés, ansiedad y angustia.

Intestinos / cerebro – microbiota / problemas emocionales. Dos binomios que se complementan, se necesitan y también se perjudican.

Por ello, cuando supe que la serotonina, la hormona de la felicidad, se sintetiza en un 80 % en el intestino, gracias a las

---

31. Timothy R. Sampson y Sarkis K. Mazmanian. Control of brain development, function, and behavior by the microbiome. <Doi: 10.1016/j.chom.2015.04.011>.
32. *https://lab.cccb.org/ca/i-si-el-teu-estat-danim-depengues-dels-bacteris-del-teu-colon*

bacterias que trabajan en él, vi más claro que nunca que modificar el estado de mis bacterias intestinales significaría restaurar mi estado de salud.

Cerrar este apartado de alimentación sin una receta parece que vaya en contra de algún tipo de ley natural, ¿no os parece? Podría poner aquí unas cuantas, hay centenares entre las que escoger de los miles de libros que salen todos los años, pero este no es un libro de soluciones milagrosas, sino de experiencias y, por lo tanto, no me atrevería a entrar en terrenos que no me pertenecen.

Lo que sí os podría decir es que la base de la dieta que hice entonces, y que todavía ahora mantengo bastante, elimina:

- Gluten
- Lácteos
- Solanáceas (tomate, patata, pimientos y berenjena, ya que son verduras proinflamatorias, puesto que contienen sustancias alcaloides, sobre todo, en la piel y las semillas)
- Azúcares
- Fritos y rebozados
- Bebidas con gas
- (Carne roja, que pongo entre paréntesis porque a mí personalmente me recomendaron no tomarla, pero no tiene los mismos efectos para todo el mundo. A mí me ha ido bien dejarla a la mínima expresión en mis comidas.)
- Los alimentos procesados están totalmente prohibidos para los que sufren procesos inflamatorios, pero lo tendrían que estar para todo el mundo que quiera alimentarse bien y vivir más y mejor.

Un consejo que sí me atrevería a hacer desde la no maestría en temas nutricionales: olvidaos de si los pedos de las vacas liberan gas metano en una proporción de unos 250 litros al día por vaca y de si este gas, al subir a la atmósfera, genera un efecto invernadero 20-25 veces más potente que el CO_2. No creáis que al comer un bistec de buey estáis contribuyendo al cambio climático, porque lo habéis leído en los medios, o sí, creéoslo, cada cual que haga lo que buenamente quiera, pero que no os quite el sueño. Y la sencilla razón de por qué lo digo es que más CO_2 y más gases horripilantes a la atmósfera sueltan los millones de fábricas y coches y amazons y *tutti quanti* con los que hacemos que nuestra vida sea más sencilla como miembros de la sociedad actual y no nos hemos planteado renunciar a tener. Y quizá tendríamos que hacerlo muy seriamente.

Lo importante, sobre todo, es alimentarse de lo que realmente el cuerpo pide. Si lo escucháis un poco, él mismo os lo acabará diciendo.

Y recordad también que no trabajamos la tierra de sol a sol como hacían nuestros antepasados, sino que tenemos el culo pegado a sillas más o menos ergonómicas una media de seis horas al día; por lo tanto, hagamos el favor de escucharnos y pensar bien en la cantidad de alimentos que realmente necesitamos.

Cerrado este inciso reivindicativo, tengo que decir que con este cambio de alimentación sentí que todo empezaba a mejorar. Eran cambios pequeños, muy sutiles, a veces, hasta insignificantes, pero, poco a poco, tenía la sensación de que recuperaba el buen funcionamiento del tracto intestinal. Desaparecieron los dolores de estómago habituales, los cólicos, las diarreas, etc.

Pero la sorpresa, y todavía vendrían muchas más, me la llevé cuando fui a la última consulta con la reumatóloga. Llegué cojeando por el dolor, con una ligera inflamación en manos y pies, con la movilidad afectada en algunos dedos y los resultados de las pruebas de hematología que me habían realizado con registros de hemoglobina, hematocritos, linfocitos y proteína C reactiva fuera de control. Estaba decidida a saber cómo estaba mi cuerpo y a comunicarle que, finalmente, a pesar de lo que decían las pruebas que tenía en las manos, que no eran especialmente bonitas, me encontraba mejor y podía ver una lucecita al final del túnel.

Pequeña, poca cosa, pero una luz a la que cogerme, al fin y al cabo.

Así que, cuando me preguntó cómo llevaba la medicación, porque parecía que se había frenado el avance acelerado de la enfermedad, tan contenta como estaba ella, me atreví a decirle que había notado unas primeras mejorías importantes gracias a un cambio en la alimentación. Levantó los ojos de la mesa y me escrutó con seriedad. Y sentenció que una buena alimentación siempre ayuda, pero los fármacos eran los que estaban empezando a tener bajo control la enfermedad, no lo que comía.

La manera en la que me miró y dijo aquello me frenó y no la informé de que había dejado la medicación hacía unos meses. Solo había aguantado un mes y medio con las dos pastillas que me había recetado como parte del tratamiento de choque para tratar de frenar los síntomas más bestias (más adelante me propuso otro que implicaba, antes de empezar, ponerme tres vacunas, una contra la tuberculosis, por si acaso aparecía en mi vida por aquellas cosas que pasan con ciertos medicamentos, que dejan el sistema inmunológico hecho un churro). No me vi con fuerzas de decirle aquello de la alimentación ni de las pastillas que no tomaba. Creo que tampoco me hubiera escuchado.

SOMOS LO QUE PENSAMOS

Si quieres percibir lo que es invisible,
observa lo que es visible.
Talmud

Ver sonidos, escuchar texturas, saborear letras.
   Que números y letras tengan colores propios.
   Que una música te afecte ópticamente.
   Que descubras patrones de luz en los sonidos.
   Que los días de la semana tengan un color propio.

Mozart, Liszt, Nabokov, Kandinsky.
   Nicola Tesla, Vincent Van Gogh, Marilyn Monroe.

Siempre nos han dicho que tenemos cinco sentidos: vista, oído, tacto, olfato y gusto. Pero, en realidad, tenemos más: la propiocepción, que ahora se ha puesto de moda, y es el sentido que nos permite obtener información sobre la posición de las distintas partes de nuestro cuerpo, y la interceptación, que nos indica cuál es el estado interno de los órganos. Son dos sentidos que se consideran tan importantes como los otros, aunque son mucho más desconocidos. Gracias a estos sabemos que cualquier información o aprendizaje que hacemos siempre lo interpretamos en relación con nosotros mismos.

Cuando era adolescente, descubrí que mi abuela tenía superpoderes: era capaz de ver los números en color. Atribuía colores a
los números primarios, de forma que el 2 era amarillo, el 4 rojo y
el 7 verde. A mí me parecía que aquello la hacía una abuela muy
especial, con aquel punto de locura que a veces tienen las abuelas
en los cuentos que leemos cuando somos pequeños.

Pero no hace mucho, documentándome para este libro, supe
que hay personas que perciben las letras del alfabeto también
en color o que tocando una superficie cualquiera pueden sentir
sabores, como dulce o salado.

Así que, de un día para el otro, supe que mi abuela tenía
unos superpoderes que compartía con mucha otra gente.

Científicos norteamericanos, el siglo pasado, investigaron
por qué algunas personas ven colores cuando ven números y
letras, o notan los sabores (dulce, amargo, etc.) al entrar en
contacto con superficies, o definen los nombres de las personas por un color o una textura. Y es que parece que 1 de cada
2.000 personas tiene la habilidad de percibir dos sentidos a la vez.
Son personas sinestésicas y pueden sentir el gusto de las palabras y de las cosas, y ver colores cuando escuchan música, leen
frases o hacen sumas y restas en clase...

El estudio, de la Universidad de California, determinó que la
sinestesia se explica por la activación cruzada de áreas del cerebro
que son próximas y procesan una información sensorial diferente, y en Australia, la Universidad Nacional pudo demostrar que
las personas sinestésicas, como Mozart, Kandinsky, Monroe o mi
abuela, presentan unas conexiones más fuertes con varias áreas
cerebrales que normalmente no suelen estar conectadas.

Al parecer, todos podríamos poseer estos superpoderes, pero resulta que tenemos un excesivo número de conexiones neuronales, o sea, nos sobran, de modo que, a medida que crecemos, lo que hacemos es una poda sináptica. Esta acción no es más que un proceso, programado, gracias al cual el cuerpo elimina aquellas sinapsis que no son útiles o eficientes para el cerebro. ¿Sinapsis? Sí, aquel espacio que hay entre el extremo de una neurona y otra célula que hace posible que las neuronas se comuniquen entre sí y, por lo tanto, las señales eléctricas viajen por las redes neuronales con la información esencial para hacer funcionar todo el organismo. Sin ellas, podríamos decir que tendríamos el cerebro desconectado, pues no hay información que pueda convertirse en posible acción.

Y en el cerebro tenemos tantas sinapsis, ¡hasta 1.000 billones!, que hay que hacer limpieza de vez en cuando, eliminar aquellas que ya no nos sirven. ¡Eso sí que es optimizar la maquinaria para que sea más eficiente!

Si a esto le añadimos lo que afirmó el neurólogo americano Richard Cytowic, de que el área cerebral implicada en la sinestesia es el sistema límbico, que es el que se encarga de regular las emociones, volvemos otra vez a la importancia que tienen las emociones en nuestra vida.

Pero todo lo que hemos explicado de estos superpoderes que tienen algunas personas, ¿dónde nos lleva? Pues nos ofrece, nada más y nada menos, que la posibilidad de acercarnos de otro modo a cómo siempre hemos imaginado que percibimos la realidad y nos relacionamos con ella, una manera distinta a como lo hemos hecho siempre. Las personas sinestésicas ven el mundo de un modo distinto, porque su cerebro funciona con unos parámetros diferentes, pero todas y cada una de las personas que formamos parte del mundo también lo vemos a nuestra manera, que siempre es diferente de la de los demás.

Nuestra visión es intransferible, única. Hay tantas formas de ver el mundo como personas viven en él.

En las primeras páginas hemos hablado de que hay ciertos factores genéticos, ambientales, etc., que influyen en el organismo y favorecen la aparición de la enfermedad. Y también que lo que comemos tiene repercusiones directas en el cerebro y en las funciones que controla, y, por lo tanto, en el conjunto del organismo.

Pero tan importante como saber que lo que comemos o que ciertos factores genéticos, ambientales, etc., nos influyen, también lo es saber que cualquier pensamiento que tenemos lleva a una o más emociones, y que las emociones tienen un impacto directísimo en el cuerpo, especialmente en el sistema inmunológico. Recordemos que este sistema es, como la piel, una de las grandes barreras que tenemos para protegernos contra las enfermedades.

Lo que pensamos nos determina mucho. Todavía no hay suficientes estudios para determinar hasta qué punto, pero no hay que ser muy espabilado para saber que un mal diagnóstico puede llegar a matar, y afrontar una enfermedad con optimismo y una mirada positiva favorecerá que nos encontremos mejor y que podamos hablar de sanación.

Hay una simbiosis muy, muy profunda entre lo que pensamos y lo que sentimos, entre pensamientos y emociones, y esto tiene distintas repercusiones en el cuerpo, a veces, a un nivel tan inconsciente que ni siquiera somos capaces de verlo. Quizá solo con el tiempo seremos capaces de comprender que el cuerpo hacía tiempo que nos avisaba, solo que no sabíamos escucharlo. Quién sabe si quizá no estábamos preparados todavía para el mensaje que nos traía.

La relación que hay entre pensamiento, emoción y creencia en la manera como percibimos el mundo es muy sencilla: se trata de un proceso que hace el cerebro ante cualquier situación que vivimos. El cerebro ve-vive-experimenta una situación determinada que se convierte en una percepción que, a su vez, se convierte en una emoción que guarda como recuerdo y, finalmente, convierte en creencia.

Pero este proceso no es una línea fija permanente, sino que se puede cambiar. O sea, lo que hemos experimentado y percibido no se convierte en una creencia inmutable para siempre. Todo lo contrario.

En 1980, el psicólogo William James fue el primero en sugerir que el cerebro quizá no era tan estático como se había pensado siempre. Con su libro *Los principios de la psicología* revolucionó el mundo académico al afirmar que «la materia orgánica, especialmente el tejido nervioso, parece dotado de un grado de plasticidad muy extraordinario». Por primera vez se hablaba abiertamente de plasticidad cerebral, una teoría, pero, que, en aquel entonces, no acabó por tener la repercusión deseada.

La plasticidad cerebral, o neuroplasticidad, es un término que se refiere a la capacidad que tiene el cerebro para cambiar y adaptarse como resultado de la experiencia que ha vivido. Se trata de entender que el cerebro es un órgano maleable, que puede cambiar. Hasta los años sesenta del siglo pasado, los investigadores creían que los cambios que tenían lugar en el cerebro solo podían registrarse durante la infancia y la adolescencia. En la edad adulta, la estructura del cerebro había quedado completamente fijada, y no se preveía que pudieran hacerse cambios.

Con la adultez ya todo estaba hecho, era inalterable.

Casi tres décadas después, en 2007, Norman Doidge escribía su *El cerebro se cambia a sí mismo*, en el que contaba que el cerebro es tan plástico que experiencias nuevas pueden crear nuevas vías neuronales, que, a la vez, se refuerzan gracias a la repetición. También afirmaba que los cambios se pueden hacer más profundos si fijamos en ellos la atención. En la práctica significa que cuanto más entrenamos un pensamiento, más entrenamos el cerebro en aquel pensamiento y, por lo tanto, para el cambio que queremos. Y si, además, prestamos atención, es más fácil que quede muy fijado.

Por lo tanto, en vez de tener un cerebro que no cambia y que es fijo, resulta que sabemos que tenemos un cerebro que sigue creando nuevos recorridos neuronales constantemente para adaptarse a las nuevas experiencias que vive, aprender y generar así nuevos recuerdos. Es un cambio de unas implicaciones brutales.

Según Doidge, cuando repetimos varias veces los sentimientos y las sensaciones asociados a la nueva experiencia, podemos llegar a estimular la liberación de los neurotransmisores del bienestar (serotonina y dopamina) y las hormonas del bienestar (oxitocina), que ya hemos visto que son importantes. ¡Incluso podemos llegar a modificar la manera como se expresan los genes! Por ejemplo, podemos conseguir que aquellos genes que intervienen en la respuesta a una determinada situación de estrés funcionen siguiendo unos parámetros diferentes que nos permitan afrontar la situación de otro modo, quizá más positiva o asertiva, lo que nos beneficiará.

Para Michael Merzenich, uno de los investigadores más destacados en el campo de la neuroplástica, «cuando practicamos una habilidad nueva en condiciones adecuadas, pueden cambiar centenares o incluso miles de millones de conexiones entre las neuronas de nuestro mapa cerebral». Se trata de un proceso por el que, ante unos mismos miedos antiguos, nosotros empezamos a actuar con todo un nuevo abanico de pensamientos, sentimientos e, incluso, conductas. Es, ¡atención!, un proceso totalmente orgánico.

Esto significa que el pensamiento positivo no es un invento *new age*, sino que tiene credibilidad científica y que podemos ponerlo en práctica en nuestra vida diaria siempre que queramos.

El pensamiento positivo, la confianza y la intención son herramientas poderosas para sanar, y al revés también, está claro. Actualmente, son tantas las líneas de investigación que buscan entender cómo las emociones nos afectan que han llegado a la conclusión de que la percepción que tenemos del mundo, que es totalmente personal, nos puede ayudar a responder mejor ante lo que podemos considerar futuras amenazas, miedos, etc., si conseguimos que sea una percepción positiva.

«La enfermedad es el resultado de nuestros actos, pero también de nuestros pensamientos», decía Gandhi.

Pero recapitulemos un poco.

Sabemos que el cerebro es mucho más que la suma de millones de células encargadas de procesar y transmitir la información a través del sistema nervioso que recorre todo el organismo. Tanto es así que se ha comprobado que las neuronas tienen una mala costumbre: para que la información que llevan grabada llegue bien al cerebro, o sea a la central de mando del organismo, siguen unos mismos caminos, que, con los años, se van consolidando. Son itinerarios que las neuronas aprenden a recorrer y a los que, según estudios recientes, el cerebro acaba acostumbrándose. Y es normal que así sea, ¿o no? También nos pasa a los humanos, que somos seres de costumbres.

Si comprendemos que el cerebro necesita estas vías «rutinarias» y cotidianas, es fácil entender que cualquier descarga química que tenga lugar en él influirá en la salud del cuerpo.

¿Cómo? Pues si la descarga es positiva, nuestra salud física y mental mejorará. Si es negativa, pasará justo todo lo contrario.

Hace 2.500 años a Buda no le hizo falta abrir un cerebro, laminarlo e inspeccionarlo por el tubo óptico de un microscopio para llegar a la conclusión de que «somos lo que pensamos; todo lo que somos surge de nuestros pensamientos».

Yo, como tantos millones de personas a lo largo de los siglos, he tenido que asumir que no puedo volar porque no tengo un sistema locomotor adecuado para hacerlo. Ni siquiera puedo plantearme intentarlo, de momento. No es un pensamiento limitante, sino un pensamiento ajustado a la realidad física. Pero sí que puedo escalar una montaña de trescientos metros si pongo la intención en ello, me esfuerzo y cambio mi rutina para poder tener la fuerza necesaria en los brazos y las piernas para soportar mi peso en altura.

A menudo, más de la mitad de una tarea la hace la intención que ponemos en las cosas, lo que pensamos con conciencia. Sin esta perspectiva, no sería posible entender casos como la del atleta Jessica Long, que nació sin los huesos de la espinilla hasta los pies. Aprendió a andar con prótesis desde muy pequeña, y, a pesar de todas las dificultades con las que se topaba constantemente, que no debían de ser pocas, no se dejó determinar por las limitaciones que se iba encontrando, sino que las afrontó y las superó. Con el tiempo consiguió ganar doce medallas de oro y establecer un récord mundial paralímpico de atletas sin piernas.

Son miles los ejemplos de superación que hay en el mundo, todos distintos, pero hay una cosa que los une: haber dejado atrás muchos pensamientos limitantes o negativos. No somos suficientemente conscientes de la fuerza que tiene la mente y de cómo unos determinados pensamientos que no nos dejamos de repetir constantemente nos pueden limitar.

En realidad, el cuerpo humano es muy sabio, tanto que sabe adaptarse a casi todos los ambientes, por duros o agresivos que sean o parezcan. Seguramente, si no fuera así, miles de personas no hubieran sobrevivido a condiciones tan extremas como las que se encontró Tenzing Norgay, el montañés nepalés que se convirtió en el primer hombre, junto con Edmund P. Hillary, en coronar la cumbre más alta del mundo; los supervivientes que han sobrevivido a campos de trabajos forzados a lo largo de los siglos, o los sama-bajau, los llamados *gitanos del mar*, los únicos humanos que han sabido adaptarse biológicamente al medio marino donde viven, un poco como los Na'vis de la segunda parte de la saga Avatar. Tienen un bazo más grande que el de la gente que hacemos solo vida terrestre, y esto les permite acumular más oxígeno y aguantar hasta 13 minutos en el agua sin respirar o sumergirse a pulmón hasta los 70 metros de profundidad. ¡Increíble!

Entender el poder que tiene nuestro cerebro como centro de mando del cuerpo es fundamental para empezar a cambiar cómo nos posicionamos ante lo que nos pasa. Podemos cambiar lo que se denomina *arquitectura neurológica del cerebro* —no recuerdo donde lo leí, pero la idea me encanta—, o sea, crear nuevas conexiones en el cerebro que llegan a modificarlo.

En este sentido, aceptar que los pensamientos, las emociones, las conductas que tenemos son los que nos llevan a la enfermedad es el primer paso, y el más importante quizá, para empezar a recorrer el camino inverso, el de la sanación.

Los estudios en neurociencias ya han demostrado con datos científicos que este es el camino que tendríamos que seguir si queremos sanar: empezar a creer que está más en nuestras manos que en las de terceras personas.

En la matrix de las creencias

Hagamos un experimento. En realidad, replicaremos un experimento, porque ya se ha hecho decenas de veces. Tantas que es fácil encontrar vídeos en las redes.

Se trata de visualizar que la realidad no es lo que vemos, sino lo que interpretamos que vemos. Lo que el cerebro ha leído de la información que le llegaba vía neuronas, que, como hemos dicho, discurren por unas autopistas rutinarias. «Las palabras solas tienen una fuerte carga. Cuando las palabras se combinan con el poder de la autoridad, la gente es capaz de creer cualquier cosa que les digas», empieza diciendo el mago mirando directamente a pantalla antes de empezar el experimento.[33]

El experimento de la mano de goma es un procedimiento que permite hacer pensar a un sujeto que una mano falsa es su propia mano. Es el punto de partida de la investigación que llevó a cabo un grupo de neurocientíficos de Pensilvania sobre el síndrome del miembro fantasma, aquella sensación de presencia que tiene la persona que ha perdido un miembro.

En el experimento, una barrera separa la mano real del paciente, o «víctima» del mago, de la de goma, que es la que queda a la vista. De este modo, cuando se pincha la mano de goma o se le pone un hielo encima, por ejemplo, el paciente siente como reales tanto la punzada como el frío del hielo, mientras que, si se hace lo mismo con la real, como el ojo no lo ve, y el cerebro tampoco, no siente nada.

La ilusión de la mano de goma no solo es un truco visualmente muy potente para los ilusionistas, sino que fue un descubrimiento importante para comprender cómo la vista, el tacto y la propiocepción (sentido de la posición del cuerpo) se combinan para generar una sensación que el cuerpo siente como propia y real. Sin estos sentidos que comentábamos, la realidad que tenemos ante los ojos es otra. Y no es realmente real.

---

33. The Rubber Arm Experiment.

El investigador Henrik Ehrsson del Instituto Karolinska de Estocolmo todavía fue más lejos y llevó a cabo unos experimentos basados en esta misma idea, pero en los que el individuo visualizaba imágenes. Eran imágenes que se habían grabado con una cámara. Cuando se simulaba, por ejemplo, que la persona recibía un golpe en las imágenes, desde el punto de vista neuronal, el sujeto tenía la sensación de que aquel cuerpo distante era el suyo real y, por lo tanto, experimentaba el golpe. No era sentido como imaginado o virtual, sino muy real.

No sé si os habéis fijado, pero las redes están inundadas de imágenes de padres que simulan que el hijo que llevan en brazos se da un golpe en la cabeza. Cuando pasa, la criatura no reacciona durante unos segundos; de hecho, solo lo hace cuando los padres, con la voz entrecortada, le preguntan si se ha hecho daño, como dando por sentado que sí ha pasado algo. Entonces empieza el drama, no antes.

Por lo tanto, está claro que más allá de las explicaciones científicas que haya detrás de esto, que son muchas y complejas, lo que es interesante es ver hasta qué punto la realidad es lo que nosotros vemos con los ojos o cómo interpretamos lo que vemos con los ojos.

LA ENFERMEDAD HABLA DE TI

Habla para que yo te conozca.

Sòcrates

En *El rey Lear*, el gran William Shakespeare dice verdades como puños. Aquellas verdades que son indudables, innegables, indiscutibles. De las que no se pueden rebatir. Aquellas de las que no puedes escapar.

Verdades que hacen daño, porque contienen toda la verdad que se puede contener, y no siempre esta es lo que nos gusta que nos digan.

Es muy cierto que tenemos la epidermis fina y que hay verdades que son incómodas y nos duelen. Nos duelen mucho. Y estas son las que solemos hacer ver que no existen, que obviamos o miramos con recelo como si la cosa no fuera del todo con nosotros.

«La estupidez del mundo es tan superlativa», dice en boca de Edmond, «el único personaje del rey Lear que se mueve por interés, no por la pasión»,[34] «que, cuando nos aquejan las desgracias, normalmente producto de nuestros excesos, echamos la culpa al sol, la luna y las estrellas, como si fuésemos canallas por necesidad, tontos por coacción celeste; granujas, ladrones y

---

34. Harold Bloom. *King Lear*. Nova York: Bloom's Literary Criticism, 2008.

traidores por influjo planetario; borrachos, embusteros y adúlteros por forzosa sumisión al imperio de los astros, y tuviésemos todos nuestros vicios por divina imposición».

Se puede decir más alto, pero no más claro.

Siempre ha sido más fácil culpar a los demás. Desde tiempos inmemoriales, el ser humano lo ha hecho. Lo practicamos desde que éramos pequeños, casi como si de un deporte se tratara. Quizá, precisamente por eso, siempre ha habido un enemigo al otro lado de la frontera, una persona migrante que nos «hemos permitido» acoger a pesar de no dejar de observarla con recelo y de desconfiar de ella constantemente, unos padres que siempre esperamos que estén para que nos saquen las castañas del fuego.

Evitamos comprometernos con nosotros mismos, hacernos responsables de nuestros actos o de sus consecuencias, y confrontarnos con la realidad y el desafío que supone salir de la zona donde nos sentimos cómodos y protegidos. Aquella zona de seguridad que no siempre es la más confortable, pero que es la que conocemos y de la que no queremos salir, porque sobre lo de afuera no tenemos control alguno.

No es un secreto que no somos muy amantes de revisar nuestros actos, de responsabilizarnos de las decisiones que tomamos, sobre todo, si no nos hemos movido por una causa noble o sincera, y también que tendemos a la comodidad, a buscar mil maneras de no afrontar ciertos problemas, sean pequeños o grandes.

En realidad, es el gran mecanismo de defensa que hemos desarrollado para protegernos, no ya de los demás, sino de nosotros mismos, de la responsabilidad que supone tener que adoptar un papel activo en la vida cuando llega el momento, que siempre llega, en el que tenemos que coger las riendas y actuar, implicarnos, movernos, especialmente, en las situaciones que nos generan incomodidad, rechazo o disgusto.

Sabemos que la enfermedad, las enfermedades en plural, forman parte intrínseca de la vida. Son la otra cara de la moneda del estado de equilibrio que necesita el organismo para estar bien y seguir funcionando de manera óptima, como el día lo es de la noche y la noche del día.

Pero, curiosamente, ante la aparición de la enfermedad, lo que solemos hacer, en general, es encogernos, escondernos, quizá, incluso, desaparecer. No queremos verla, la negamos. Ojos que no ven, dicen, corazón que no siente. Y si no la reconocemos, y no la vemos, nos parece que no existe.

Ya desde los griegos se dice que «enfermar es sentir la salud como una pérdida. Por eso, el hombre antiguo, haciendo experiencia de la enfermedad, va descubriendo y va describiendo el fenómeno de la salud. El mito de la salud no es una manera de hablar sobre la salud, sino sobre el hombre».[35]

Es bien sabido que hablar de la enfermedad implica hablar no solo de salud o enfermedad, sino del hombre en último término, porque la enfermedad dice muchas cosas de nosotros, las queramos escuchar o no. Muchas más de las que creemos. Habla de nosotros, quizá, como pocas cosas lo hacen, pues nos deja desnudos, indefensos, incluso temerarios, si nos han dicho que tenemos mucho que perder en ello.

---

35. Rosa Boixareu. *L'antropologia de la salut. La salut en el pensament dels clàssics grecs.* Universitat Ramon Llull, 1998.

En realidad, podríamos aplicar la máxima aquella de «Dime con quién andas y te diré quién eres», o «Quien con un cojo va al cabo del año cojeará». Si me dices qué tienes, te diré qué has de revisar en tu vida. Esto es lo que dice la biodescodificación,[36] que asocia un conflicto emocional a todo síntoma.

Quizá, por eso mismo, nos es tan fácil buscar a un culpable fuera de nosotros, y, sobre todo, cuando ya tenemos a uno, pedir que nos den una solución fácil al mal que tenemos. Retomando el hilo anterior, esto querría decir enfrentarse al enemigo a través del conflicto; la guetización de la persona migrante en un territorio concreto, si puede ser con muros muy altos para que no pueda saltar; el desafío a los padres, y finalmente, en caso de caer enfermos, el uso de los fármacos.

Susan Sontag sabía bien que la enfermedad también forma parte de la vida y que, en un momento u otro, todos nos encontraremos ante esta. Con un diagnóstico de pronóstico bastante pesimista pesándole encima de los hombros encontró fuerzas para escribir la obra *La enfermedad como metáfora*, en la que reflexionaba acerca de cómo la manera como hablamos de la enfermedad a menudo acaba distorsionando la realidad y empeora el sufrimiento de las personas al añadir un estigma al hecho de tenerla. Pensemos, si no, en cómo pesa la etiqueta de enfermedad mental hoy en día, o cómo lo hizo el sida hace unas décadas, y todavía hoy, desgraciadamente.

---

36. Se trata de una propuesta que busca el origen emocional de las enfermedades o los trastornos y la forma de sanar.

Sontag afirma que «la enfermedad es la noche de la vida, es una de las ciudadanías más opresivas. A todos, al nacer, nos otorgan una doble ciudadanía, la del reino de los sanos y la del reino de los enfermos. Y aunque preferimos usar el pasaporte bueno, tarde o temprano cada uno de nosotros se ve obligado a identificarse, al menos por un tiempo, como ciudadano de aquel otro lugar».

Es evidente que podría no ser así y que tuviéramos una vida libre de enfermedad, ¡ojalá! Pero lo cierto es que tenemos muchos números para que, en un momento u otro, nos visite alguna. Siempre hay algún momento, por pequeño que sea, en el que, como dice el poeta Màrius Torres, «la mente traiciona al propio cuerpo», o que pase que «los pulmones y mi cabeza se han puesto de acuerdo sin mi consentimiento», que afirmaba Kafka, ya enfermo, en el sanatorio vienés donde fue internado.

Porque para adaptarse a los cambios de la vida, al entorno donde vivimos, a las situaciones con las que nos vayamos encontrando en cada momento, no siempre fáciles, los distintos sistemas que configuran y estructuran el cuerpo se ven forzados a hacer pequeños o grandes cambios para poder mantener su estabilidad y equilibrio.

La vida es movimiento, evolución constante. Transformarse, reubicarse, renovarse a menudo requiere transmutar algunos o muchos de los esquemas mentales o creencias que teníamos hasta el momento; desterrar planes o ideas que nos habíamos hecho; remover aspectos de nuestra vida que, de repente, han quedado obsoletos o ya no nos son útiles. Y el cuerpo reacciona también a todo este movimiento para tratar de gestionar que el impacto sea el menor posible, o, como mínimo, lo menos agresivo, y recuperar así la armonía y el equilibrio que se han perdido y volver al estado normal, el estado de salud. Es decir, dejar de «sentirse mal», que es de donde viene la palabra *enfermo*, del latín vulgar *male habitus*, 'mal hábito'.

El escritor Thorwald Dethlefsen y el médico Rüdiger Dahlke, en *La enfermedad como camino*, afirmaban, en 2009, que no hay diversidad de enfermedades, sino solo una enfermedad que determina el «mal estar» del individuo. Así, lo que nosotros solemos denominar *enfermedades* no son más que síntomas de una única enfermedad, un desequilibrio en el cuerpo. Volvemos, pues, a encontrarnos con el desequilibrio que fundamentaba la teoría de los humores de los griegos o del *chi* de la medicina china tradicional.

Cuando lo leí, tengo que admitir que la visión que ofrecen en el libro puso en jaque mate muchas de las ideas preconcebidas que tenía sobre lo de estar enfermo. Para ellos, dolores de cabeza, inflamaciones, infecciones, problemas cardíacos, etc., los problemas de salud más habituales de la sociedad actual, son síntomas que tienen un sentido profundo para la vida de la persona. Son enfermedades portadoras de mensajes con un sentido que hay que escuchar para poder entender y recuperar el estado natural del cuerpo, que no es otro que el equilibrio, la salud.

Dicen: «Cuando en el cuerpo de una persona se manifiesta un síntoma, este (más o menos) llama la atención interrumpiendo, con frecuencia bruscamente, la continuidad de la vida diaria. Un síntoma es una señal que atrae atención, interés y energía y, por lo tanto, impide la vida normal. Un síntoma nos reclama atención, lo queramos o no. Esta interrupción que nos parece llegar de fuera nos produce una molestia y desde ese momento no tenemos más que un objetivo: eliminar la molestia. El ser humano no quiere ser molestado, y ello hace que empiece la lucha contra el síntoma. La lucha exige atención y dedicación: el síntoma siempre consigue que estemos pendientes de él».

Es lo que decía antes: no nos hacemos responsables de nuestra vida, y todavía más ahora que hemos caído enfermos, y como no queremos ser molestados, obviamos la revisión que nos pide que hagamos. Así que optamos por no escuchar al cuerpo, y si podemos, esconder los síntomas detrás de cortinas de humo. Y una de las grandes cortinas de humo son los fármacos, que hacen que todo sea mucho más fácil.

Tal y como afirman en el prólogo, desde los tiempos de Hipócrates, la medicina moderna occidental ha tratado de convencernos de que un síntoma es un hecho que aparece de manera más o menos fortuita, y que se tiene que buscar el origen en los procesos funcionales del organismo. Es decir, en un error del famoso mecanismo-engranaje de relojería del que hablaban los ilustrados en el siglo XVIII. Si la maquinaria se estropea, solo hay que descubrir qué pieza es la que ha dejado de actuar como le correspondía y retocarla o cambiarla, si es necesario, por otra que funcione bien.

Pero, si en vez de interpretar y entender el síntoma, lo afrontamos[37] (volvemos a situarnos en la idea del conflicto) o lo fre-

---

37. Nos referimos a la medicina llamada alopática, a partir de las raíces griegas de ἄλλος (alos), 'otro, diferente', y πάθος (pathos), 'sufrimiento', es decir, que usa los medicamentos contrarios o distintos a la enfermedad, a diferencia de la homeopatía.

namos, y en cambio no buscamos el motivo que lo ha provocado, la enfermedad se convierte solo en un conjunto de señales que acallamos a base de fármacos o terapias. Cierto es que, de alguna manera, podemos conseguir recuperar parte del bien-estar que habíamos perdido, pero si no hemos llegado a la raíz, en vez de remisión de la enfermedad, hablaríamos más bien de parada, de pausa.

Sería como poner un poco de masilla en la grieta que ha aparecido en el viejo depósito sin querer ver que lo que realmente la ha provocado ha sido la presión que ejerce el agua contra la pared porque está a punto de desbordarse. Podemos taponar el agujero, claro que sí, y podría funcionar durante un tiempo. Pero, al final, solo pueden pasar dos cosas: o la grieta se acaba abriendo más y rompiendo el depósito, o bien el agua se desborda por arriba.

Y ninguna de las dos cosas serán buenas para nuestra salud.

Portadora de información, esto es lo que realmente significa la enfermedad: una fuente de información para conocer el cuerpo y, lo que es todavía más importante, a nosotros mismos. Por eso, equiparar enfermedad con síntomas no solo es un error si queremos curarnos, sino una simplificación que nos lleva a un callejón sin salida. No resolvemos nada colgándonos otra vez una etiqueta.

En realidad, si ponemos los datos sobre la mesa, la medicina moderna no ha conseguido reducir de manera realmente significativa el porcentaje de enfermos en el mundo, quizá, más bien, todo lo contrario, si tenemos en cuenta que, sin ir a la raíz del problema y con facilidad para medicar a la mínima oportunidad que surge, quizá se está contribuyendo a hacer aparecer otras enfermedades. Solo hay que ver la lista, generalmente larga o muy larga, de contraindicaciones y efectos secundarios de la mayoría de medicamentos que se recetan, y que casi nunca se tienen en cuenta.

En mi caso, la aparición de la enfermedad me obligó a pararme, y lo digo literalmente, porque llegó un momento en que era una pesadilla andar, subir y bajar las escaleras de casa, coger un libro, cepillarme los dientes, girar la llave en la cerradura. Por lo tanto, solo desde este espacio nuevo que se me abría ahora que se había parado todo pude entender que hacía tiempo que, en mi cuerpo, había un desequilibrio, un *malestar*; que algo fallaba, y que era responsabilidad mía, solo mía, tratar de descubrir qué mensaje se escondía detrás de ello.

Por eso, llegados a este punto, y a sabiendas de todo esto, lo primero que hay que tener claro es que, cuando la enfermedad aparece, es importante que no olvidemos que, seguramente, ha llegado el momento de ser 100 % responsables y verla como una oportunidad. Una oportunidad no para buscar fuera de nosotros, sino para mirar dentro de nosotros y descubrir el mensaje que nos trae.

Ya lo hemos dicho: somos 0 % culpables de haber contraído una enfermedad, pero 100 % responsables de entender que los síntomas, en realidad, son las estrategias que aplica el cuerpo para mantenernos con vida, con un buen funcionamiento para vivir bien.

Virginia Wolf decía que la enfermedad «hace cambiar la forma de ver el mundo». Y claramente es así.

Cambia nuestro tiempo, nuestros deseos, nuestros planes, nuestras prioridades, y nos sumerge en la incertidumbre, en el imprevisto, en la suposición. Y esto solo tiene una única salida: revisarnos desde lo más profundo de nosotros mismos.

LA MIRADA HACIA ADENTRO CUANDO TODO SE HUNDE

Quien mira hacia afuera, sueña;
quien mira hacia adentro, despierta.
Carl G. Jung

La mente humana es una gran desconocida para la mayoría de nosotros, que no somos ni neurólogos ni médicos ni psicólogos ni terapeutas. Y, aunque hemos leído y nos gusta hacer de pequeños Sherlock Holmes de la mente, a menudo no conseguimos entender los procesos que tienen lugar en ella. Neuronas y sinapsis en cantidades de miles de millones —¿o eran centenares de miles?, ya no recuerdo qué leí en un libro, pues son cifras increíbles— nos enredan en un mar de conexiones que acabamos por no entender.

Sin embargo, lo que sí sabemos es que, cuando una enfermedad te obliga a parar y «a bajar al cuerpo», como decía Alexander Lowen, padre de la bioenergética, acabas mirando hacia adentro para intentar entender todos los posibles mecanismos que se pudieron activar en un determinado momento para obligarte a frenar. Y pronto te das cuenta de que estos mecanismos tienen relación directa con la mente, con cómo la mente procesa ciertas informaciones de la vida.

En esta mirada que echas hacia adentro, tienes la suerte de acabar sabiendo bastantes cosas sobre los mecanismos de respuesta que la mente usa para hacer frente a emociones como la ansiedad y el estrés, que son las primeras en las que pensé cuando todo empezó a derrumbarse. Y también acabas sabiendo que todo tiene repercusiones en el cuerpo de una manera que ni siquiera podría haber intuido antes del viaje apasionante que han sido estos cuatro años.

Vaya, que es cierto aquello de que el cuerpo dice lo que la mente siente.

Cuando ciertas emociones fuertes nos sacuden, siempre pensamos en que, si tienen eco en el cuerpo, será con las típicas reacciones físicas con las que tantas veces nos hemos encontrado todos: que si vómitos, que si mucha hambre hoy, pero poca al día siguiente, que si temblores, que si falta de vitalidad, etc. Pero no pensamos mucho en el impacto que puede tener en la respuesta más hacia adentro, bajo la piel, por ejemplo, en el sistema endocrino o en el sistema nervioso, por citar solo dos. O sea, no podemos imaginar que esto puede tener repercusiones importantes en el conjunto de glándulas y órganos que producen las hormonas que controlan funciones tan importantes como el crecimiento y la reproducción, o simplemente cómo se verá perjudicado el conjunto de células que se encargan de conducir las señales eléctricas que llevan información indispensable para el buen funcionamiento del organismo.

Son distintos los sistemas del cuerpo que se encargan de controlar las señales que hacen falta para que el corazón lata ininterrumpidamente unas 100.000 veces cada día sin que nosotros nos demos cuenta de ello; para que tengan lugar las 67 funciones que dicen que realiza el hígado, a pesar de que la mayoría de nosotros ni siquiera nos imaginamos que un órgano tan pequeño pueda desempeñar tantísimas tareas, o para que funcione como es debido la inteligencia que hay detrás de la orden que es indispensable que haya entre células, tejidos y órganos.

Si vemos claro, como Lowen, que todo lo que nos pasa en la vida nos define: la manera como vemos las cosas, como vivimos, como nos relacionamos con el otro, etc., es fácil imaginar que cualquier cosa que nos pase dejará impronta en el cuerpo. Una impronta visual fácilmente identificable. Tiene mucho de sentido.

En realidad, él llega a afirmar que «las experiencias de la vida de una persona acaban estructurando el cuerpo. [...] De este modo, el pasado de la persona vive en su presente. Para liberar de las restricciones del pasado un individuo tiene que hacer conscientes las experiencias que dieron lugar originalmente a estas restricciones».[38]

Visto así, toda situación traumática, sea física (un accidente de coche o bicicleta, aquel día que te estiraron del bolso o te caíste y te hiciste tanto daño en la rodilla que te hicieron falta 10 sesiones de rehabilitación) o emocional (la actitud despreocupada o violenta de los padres, quizá, incluso, aquella sentencia o frase desafortunada de tu abuelo o de tu maestra un día de hace muchos años), acaba teniendo una repercusión en el cuerpo.

Y... ¡claro que tiene repercusiones en el cuerpo!

---

38. Alexander Lowen. *La espiritualidad del cuerpo. Bioenergética, un camino para alcanzar la armonía y el estado de gracia.*

En enero del 2021, todo tenía que cambiar en mi vida otra vez, una vez más. (Si jugáramos al bingo, habría cantado línea, o hubiera hecho pleno al quince en la quiniela).

La vida me tenía preparado otro momento terriblemente duro por el que tenía que transitar: moría mi padrino. De un día para el otro me encontré como en tantos otros momentos con los que te obsequia la vida (sí, he usado la palabra *obsequiar* con conciencia, veremos por qué, todavía no me he vuelto loca, no) en los que, de repente, tienes la sensación de que has perdido el norte, de que nada tiene sentido. Y es que nos han hecho creer tan adentro que los seres humanos estamos diseñados para temer la muerte, que, cuando te toca de cerca, algo muy grande dentro de ti deja de tener sentido y se rompe para siempre. Es como si algo en ti también muriera.

Más o menos todo el mundo dice que tiene miedo a la muerte. Es como si el hecho en sí mismo llevara implícito un sufrimiento terrible o, si no, aquel momento final de descubrimiento en el que te das cuenta de que no has vivido lo suficiente o de que has elegido una vida que no es la que querías vivir o que has dejado escapar a una persona o una oportunidad que lo habría cambiado todo, y eso que lo sabías desde el minuto uno, pero las cosas van como van y tú has hecho lo que has podido, y lo que ha pasado, pasado está. Un poco como lo que sucede en los libros o en las películas.

Es como si el último día vieras más claro que nunca que deberías haberlo aprovechado todo mucho más, desde los grandes momentos hasta aquellos tan y tan pequeños que solo ahora eres capaz de recordar con una nitidez espectacular, después de años de no pensar en ellos.

Con esta manera de ver y entender la muerte tan trágica, o cuando menos funesta, el presente arrastra o pesa más, que según cómo se mire es como decir lo mismo. Así que, como personas sanas a quienes les gusta mirar el futuro de frente, tratamos de no pensar en ese día, ni en cómo llegaremos allí, si más o menos estropeados, o más o menos desmemoriados, ni tampoco si seremos recordados cuando ya no estemos. Y vemos la muerte como un concepto de reojo o con recelo, y, simplemente, pasamos de puntillas cuando nos toca de cerca.

Pero no tendríamos que ver la muerte según estos parámetros, sobre todo, porque no siempre se ha visto solo desde un punto de vista meramente fisiológico, caso en el que sí podemos hablar del final de la vida, de término. En realidad, en la Edad Media se veía como el sentido definitivo de la vida, cuando todo cobraba significado de verdad.

Pero hoy vivimos en una sociedad que niega a las personas que puedan decidir libremente en qué momento y de qué forma quieren morir, que rechaza y niega la muerte de los demás, pero, sobre todo, la propia. Nos cuesta aceptar la idea de que somos mortales, y por eso ponemos en juego toda la maquinaria que tenemos al alcance para frenar el envejecimiento, que se asocia a dos procesos fundamentales que no hemos conseguido todavía revertir del todo: por un lado, la degeneración progresiva de las células y, por el otro, la pérdida de la capacidad que tienen de regenerarse, lo que lleva a la muerte del organismo.

Son tantas las ganas que tenemos de no envejecer y de no morir, que hay quienes lo apuestan todo a la tecnología y aseguran que «la muerte será una opción en 2045 y el envejecimiento, una enfermedad curable».[39]

Yo no sé si llegaré a verlo, tampoco sé si quiero, la verdad; solo imaginarme que llegamos a los ciento veinte años ya me parece excesivo si tenemos que acabar haciéndolo sin tener un mínimo de salud mental y física.

Pero lo que sí sé es que hemos creado una sociedad medicalizada que ha mejorado la calidad de vida de la población, cierto, pero también la ha acabado haciendo más aprensiva y sufridora que nunca, y como tal más necesitada de servicios sanitarios de todo tipo y para cualquier ocasión. Eso ha supuesto que, más o menos, todos tendamos a convertir en patología, que en algunos casos incluso pedirá medicación, algunos procesos naturales de la vida, como pueden ser el agobio por estar pasando dificultades económicas, la insatisfacción vital, la pérdida de energía por culpa de largas jornadas laborales, etc.

Quizá vivimos más —se ha duplicado la esperanza de vida en los últimos 50 años; sin ir más lejos, en los últimos 100, la población española ha aumentado en 40 años—, pero es evidente que estamos envejeciendo peor, más necesitados de atención que nunca. Y esta creciente medicalización de la vida, además, nos ha llevado a dejar, en un segundo o tercer plano, la aceptación del hecho natural de morir, que incluso se ha convertido en un

---

39. *https://www.rac1.cat/info-rac1/20180419/442741760214/la-mort-sera-una-opcio-lany-2045-i-lenvelliment-una-malaltia-curable.html*

tema tabú. Un tabú rodeado de miedos irracionales que se pueden convertir fácilmente en monstruos terribles.

Quizá el problema sea que muchos grandes adelantos tecnológicos en materia de salud nos han mostrado más vulnerables que nunca antes. Quizá sea que tenemos a un clic información excesiva de patologías que no nunca padeceremos y que nos muestran la cara menos amable de la enfermedad. Quizá sea que hemos apartado tanto la muerte de nuestra vida cotidiana, sobre todo, a partir de las guerras mundiales, que ahora no sabemos cómo acercarnos a ella sin sentir dentro de nosotros que algo desagradable nos incomoda.

Pero si la muerte tiene un valor primordial es que nos sitúa ante el sentido de la vida mismo, y eso es precioso. La muerte nos desnuda, y hace que caigan las corazas con las que nos hemos protegido del otro, los odios que nos han sobrevenido con los años, el personaje que nos hemos creado a pico y pala para que nadie supiera que sí, que hay cosas que nos duelen de verdad.

La muerte nos une, nos iguala, y además nos pone ante los ojos aquello que es realmente importante en la vida: ni objetos, ni etiquetas, ni apariencias. Solo quiénes somos y lo que queremos hacer con nuestra vida más allá de lo que nos hayan enseñado, dicho o impuesto. La muerte nos enseña a vivir mejor, puesto que hace posible la vida. Es la vida misma cambiando de forma, haciéndose más grande, más llena de sentidos y sabores y olores.

La muerte nos transforma y nos obliga a mirar bien hacia adentro, hacia los miedos, las dudas, las esperanzas, el pasado que, a menudo, no queremos recordar y el futuro incierto que todavía tiene que llegar para arrojar una nueva luz y comprender que tenemos que poder transitarla desde el amor y no desde el miedo.

Es «el regalo más grande de la humanidad, y en su maldición más grande, nos enseña que tenemos elección. Podemos tomar nuestras decisiones construidas desde el amor o desde el miedo», afirmaba Elisabeth Kübler-Ross, psicóloga pionera en los estudios de las experiencias cercanas a la muerte, que introdujo las curas paliativas para los enfermos terminales y que habló de las cinco etapas por las que tiene que transitar toda persona con un diagnóstico extremo. Más adelante extrapoló esas cinco etapas a todo luto que tenga que realizarse en la vida, por más pequeño que pueda parecer.

Un regalo, lo he dicho más arriba.

Pero un regalo que no siempre sabemos que lo es.

Aun así, no hace mucho sí lo sabían nuestros antepasados y, por suerte, todavía ahora hay zonas donde se siguen celebrando festividades que nos lo recuerdan.

En todas las épocas y todas las culturas, la humanidad ha abordado la muerte de los seres queridos con una mirada generosa y amigable, porque entendían que forma parte de la vida. Es el binomio vida-muerte que forma parte de la existencia humana. Y es tan inherente que la comunicación con el mundo de lo invisible, con los que ya no están físicamente con nosotros, era motivo de festejo en días sagrados del calendario. Pensemos, si no, en los días sagrados de comunidades indígenas como la mexicana con el Día de Muertos, la boliviana con el Festividad de las Ñatitas, la china con el Festival de los Fantasmas Hambrientos, el mundo celta más rural con su Samhain, que encontramos replicado en el Samaín gallego, etc. Todos celebraban la muerte como parte de la vida.

Al fin y al cabo, la muerte se relaciona con la tierra, como el invierno lo hace con el final de las cosechas. Los tres meses de invierno son la pausa que la tierra necesita antes de poder renacer con fuerza y dar sus frutos más sabrosos. Por eso, la festividad que hoy, después de pasar por la criba del cristianismo, se conoce como Día de los Difuntos o de Todos los Santos en la cultura celta se relaciona tan estrechamente con la tierra, que marca el inicio del nuevo año. No el día 1 de enero, sino el día en el que muertos y vivos se sienten más cerca.

Quizá porque nos hemos desnaturalizado tanto y nos hemos separado de la tierra que nos vio nacer, hemos desnaturalizado también la muerte y hemos construido un muro que nos separa de ella para protegernos. Y ahora, a nosotros, todo lo que significa pérdida (de lo que somos, de lo que tenemos) nos paraliza, nos empequeñece e incluso nos anula.

Quizá fue por esta misma opresión en el pecho que se me instaló cuando murió mi tío, que, de un día para el otro, sentí que había perdido el norte. El norte, el sur, el este y el oeste.

El cuerpo hacía tiempo que me avisaba, sí, y es cierto que había empezado a cambiar algunas cosas para tratar de encontrarme mejor, pero la muerte me había situado de nuevo ante el espejo de la realidad: aquello era solo la punta del iceberg. La minúscula punta de un iceberg que alargaba sus tentáculos hasta unas profundidades abisales que todavía no era capaz ni de intuir.

Tan abisales que solo meses después de su muerte, los registros de artritis reumatoide se agravaban y marcaban nuevos máximos. Para que os hagáis una idea: el factor reumatoide[40] lo tenía a 319 en octubre de 2020, para acabar subiendo en solo medio año a 470, en julio de 2021.[41]

Ahora sí que se había desbordado todo. Los muros de contención que había levantado minuciosamente para no hacer frente a lo que el cuerpo avisaba que tenía que cambiar, se derrumbaron uno tras otro como en un dominó. Pieza a pieza todo fue cayendo.

A caballo entre el dolor y la rabia, la desesperación y la incertidumbre, la contención y la angustia, sin norte ni sur ni este ni oeste, un día empecé a hacer terapia. Terapia transpersonal.[42] Y lo único que le supe decir a mi terapeuta cuando me senté en aquella pequeña sala donde acabarían pasando cosas maravillosas fue: «Me he perdido. Todo ha dejado de tener sentido».

Nada más. Toma esa, a ver quién tira adelante cuando te ponen un cirio así entre las manos.

El primer día fue así de duro. Así de corto. Así de estremecedoramente cruel.

Era terrible, pero era lo que sentía.

Era como lo tenía que decir. Sin filtros, sin formas dulces que atenuaran lo que había. Porque no había nada más que

---

40. Se considera que los valores normales del factor reumatoide en sangre tienen que estar por debajo de 20 UI/ml. Por encima de 20 da lugar a un positivo leve en enfermedades autoinmunitarias, como la artritis reumatoide, y a partir de 200 a un positivo alto.
41. Ver el anexo en las páginas 229 y 230.
42. Si la psicología clínica indaga en el problema del paciente y se ocupa del diagnóstico y del tratamiento posterior, la transpersonal va más allá para acompañar a la persona a desplegar todo su potencial a través del desarrollo de la autoconsciencia y la comprensión de su identidad más profunda y espiritual.

aquello. Solo podía explicar lo que me pasaba con estas dos frases tan monstruosas.

Porque es monstruoso haber perdido el sentido en la vida, no poder aguantarla. Y, desde la distancia que da el tiempo, todavía ahora me parecen monstruosas. Que alguien con una buena vida, como decía Aristóteles, no pueda aguantar lo que le pasa, solo puede ser monstruoso. Y lo digo así porque lo que me pasó a mí no es extraño, sino muy común en la sociedad actual.

Fue un puñetazo en el estómago, un puñal en el corazón, sentirme verbalizar con estas palabras lo que hacía tiempo que me pasaba. No supe decirlo mejor, ni falta que hacía. Era como me sentía sin saberlo. Era la realidad que acababa de descubrir que tenía ante mis ojos cuando la muerte se me presentó en casa de manera absurda, sin sentido, y todo implosionó, incluso lo que no sabía que podía implosionar.

El volcán que entra en erupción, el tsunami que arrasa, el huracán que todo lo absorbe.

Que llega y solo deja ceniza a su paso.

Un agujero negro en el corazón, en el estómago, en las manos. Un lugar en el cuerpo de donde nada puede escapar, ni siquiera la luz.

Dicen que solo las estrellas muy masivas forman agujeros negros. Que cuando agotan el combustible al final de su vida, colapsan de manera catastrófica e imparable, y en la caída forman un agujero en el espacio: un agujero negro.[43]

---

43. Roberto Emparan, *https://www.vilaweb.cat/noticies/que-es-forat-negre/*

Así era todo en mi vida de repente: un enorme agujero negro. Y la fuerza de gravedad del agujero negro que tenía dentro de mí era tan fuerte que ni siquiera la luz podía escapar de la atracción que ejercía sobre todas las cosas que formaban parte de mi mundo. Y si la luz, aquello que más rápido viaja en nuestro Universo, no podía salir, entonces nada podía hacerlo. Solo había oscuridad.

Yo solo veía oscuridad.

Así me sentía, y ni siquiera tenía en mente buscar razones, culpables o respuestas. Solo quería entender qué pasaba y verbalizar que estaba atrapada, ligada a una fuerza de atracción muy absorbente.

En realidad, la primera intención al ir a terapia era lanzar la bomba a una desconocida e irme de allí al terminar la visita sin mirar atrás. Con aquello ya tendría suficiente, ¿no? Un poco como lo que hacen los niños, que vomitan lo que les causa malestar y ya está, a jugar con quien les ha invadido o les ha violentado algún espacio personal como si nada hubiera pasado. Y tú que lo miras con aquella cara de «¿qué cojones acaba de pasar?» cuando unos segundos antes pensabas en colgar al otro niño por los pies, sí este con quien juega ahora, de aquel árbol tan grande del parque donde estás, a ver si así se le bajan los humos, ¿y resulta que ahora ya te lo imaginas en casa compartiendo la merienda de los viernes?

Que ya la querría yo esa capacidad amnésica que parece que pueden aplicar en cualquier momento y en cualquier circunstancia. Quién sabe si ellos saben que la consecuencia final del perdón es devolver el equilibrio emocional a quien perdona y, por eso, lo practican constantemente. Es después cuando los adultos les «enseñamos a hacer las cosas como se tienen que hacer», y es ahí donde nos equivocamos, y los perdemos. Alexander Lowen llama a esto «quebrantar el espíritu», y tiene toda la razón.

En este punto de mi historia, yo ya no buscaba soluciones, ni pensaba que pudiera haberlas; solo buscaba vomitar lo que tenía dentro de mí y sacarme de encima el peso que me oprimía.

Con esto todo sería más sencillo, y yo ya tenía suficiente con ello.

EL NOMBRE DE LAS COSAS

Lo que no se nombra
no existe.

En la antigua Roma, el apellido era el tercer elemento del nombre de una persona e informaba de la familia a la que uno pertenecía, uno de los grandes pilares en los que se sostenía la sociedad romana. Sabemos, pues, que desde muy antiguo es importante poner nombre a las personas, porque les da identidad, pero también poner nombre a las cosas, puesto que nos permite definirlas, lo que no solo les da sentido, sino que las hace reales. Las dota de realidad.

Sí, conocer el nombre de las cosas las hace más reales. Y quien dice cosas, dice emociones, sentimientos, aquello que siento que tengo dentro de mí, pero que no sé qué es. Por esta misma regla, lo que no tiene nombre no existe del todo; quizá, por eso, a veces los adultos evitamos buscar demasiado las palabras para definir lo que sentimos o nos pasa.

Si no sabemos decir con palabras lo que nos pasa, no hay un concepto sobre el que se pueda hablar, ni reflexionar. Muerto el perro, se acabó la rabia, y con una pala escondemos lo que no sabemos que nos pasa bajo un gran montón de arena. Y enterrado queda.

Virginia Woolf dijo aquello tan famoso de «no seremos libres hasta que no tengamos una habitación propia», entendiendo por habitación propia aquel espacio dentro de nosotros donde uno se encuentra a sí mismo. Un espacio que permite la reflexión solitaria y más honesta, y el descubrimiento de las palabras justas que se necesitan.

Y eso era precisamente lo que tenía que volver a hacer yo: entrar otra vez en el mundo interior para saber qué pasaba y poner nombre a todo lo que sentía para poder definirlo y entenderlo. Y eso implicaba tener que empezar de nuevo. Ya lo había hecho antes, no era algo nuevo, pero esta vez la sensación era más penetrante, más densa, e iba más allá de cambiar simplemente unas formas. Tenía que ir al fondo de verdad.

Así que decidí volver a la terapeuta una segunda vez, y una tercera, y una cuarta; no tenía suficiente con una sesión, pronto lo vi claro. Y con cada encuentro me tocaba poner sobre la mesa todo lo que era yo: mis debilidades, mis miedos, mis dudas, mis creencias, y poner nombres, palabras que los definieran. Palabras de verdad.

Tenía que explicar cómo veía, cómo me sentía, cómo vivía lo que pasaba en ese momento, pero también antes. Porque en el antes había cosas que había que revisar y entender para ver el presente con nuevos ojos. El futuro ni me lo planteaba, porque se abría en mil posibilidades que no era capaz de ver. Es lo que tiene hacer *tabula rasa*, o tratar de poner cimientos allí donde un incendio lo ha arrasado todo, que solo miras el presente, pues si giras la vista hacia atrás, solo puedes ver ceniza y escombro, y el futuro es una incógnita para descubrir más adelante, sin prisas que constriñan.

Tenía que explorar mi vulnerabilidad, mi rabia, mi dolor. Un dolor que no era nuevo ni solo físico, sino más bien reencontrado. Me era familiar, lo había llevado conmigo unas cuantas veces. Era parte de la mochila que colgaba en mi espalda.

Y el caso es que lo sabía reconocer tan pronto como aparecía, solo que había conseguido silenciarlo durante mucho tiempo, quizá porque, cuando el dolor se instalaba, las cosas se complicaban siempre un poco demasiado para mi gusto.

Si en un solo día todo colapsó, en pocas semanas puedo decir que se quebraron todos los muros que había construido. Muros, algunos, que ni siquiera sabía que tenía. Algunos para protegerme de fuera, otros de mí misma.

De un día para el otro, el castillo de naipes que había construido durante cuarenta y dos años presentaba pequeñas fisuras que crecían lentamente y, pronto, las fisuras ya eran grietas por donde me cabía medio brazo. Y es que la razón y la lógica con que imaginaba que había erigido cada trocito de pared del muro, cada trocito de ventana desde donde miraba el mundo, ya no me servían.

Siempre había sido una persona racional, lógica (y hablo en el pasado del pasado, porque ya queda lejos, tanto que me parece que habla de otra persona, no de mí). Me sentía segura entendiendo por qué las cosas eran o dejaban de ser de una determinada manera, aquello de los mil porqués de los niños. ¿Por qué hace frío en la nevera? ¿Por qué el sol se aguanta en el cielo? ¿Por qué el agua moja?

Me tranquilizaba saber que todo tenía una explicación, una razón de ser o, al menos, una razón de peso, quizá porque así podía controlar, mantener ciertos sentimientos a raya. Porque los sentimientos sin límites, como le pasa a todo el mundo, me desbordaban, me dejaban exhausta, y todavía no había aprendido a gestionarlos todos (ahora sé que no es necesario). Así que era previsible, probable, esperable que una muerte absurda por inesperada contribuyera a hacerme añicos.

No me sentía los pies firmes en la tierra, desde hacía tiempo, el cuerpo se me rebelaba con dolores que me imposibilitaban llevar una vida normal, y, además, vida y muerte aparecían entrelazadas de una manera monstruosa que no sabía cómo digerir ni gestionar. Y, cuando miraba a mi alrededor, no entendía el mundo, lo que pasaba en él, y no me sentía identificada, o no demasiado, con aquella especie humana que había evolucionado desde el *Homo sapiens*. Aquella que dedicaba muchísimos esfuerzos, más allá de las horas de trabajo, a consumir de manera compulsiva como medio para esconder las frustraciones, el vacío existencial que se extendía como una mancha de aceite por todas partes.

Erich Fromm denominó en 1965 a este hombre *Homo consumens* y lo definió diciendo que su objetivo «no es principalmente poseer cosas, sino consumir cada vez más para compensar así el vacío interior, la pasividad, la soledad y la ansiedad que siente [...]. Vive bajo la ilusión de la felicidad, mientras inconscientemente sufre aburrimiento y pasividad». Lo dijo hace sesenta años, ¡sesenta!, y parece que nos hemos quedado encallados ahí, en un hedonismo consumista que nos llena poco y nos desgasta mucho.

Quizá yo me sentía lejos de todo lo que veía y no consumía como la que más, ni buscaba la felicidad en el tener, ni siquiera pensaba que todo tenía un precio y que todo se podía vender y comprar; tampoco me parecía que el narcisismo se hubiera convertido en la dolencia tanto psicológica como cultural que caracteriza a la sociedad actual. Pero, a pesar de la buena vida de la que disfrutaba, porque no me podía quejar, no me podía sacar de encima la sensación de frustración, de vacío existencial y de falta de realización personal, que solo se podía explicar, ahora lo sé, porque había perdido el contacto con mi mundo interior.

Acostumbrada como estaba a minimizar los sentimientos y a tragarme los que se me escapaban, a quedarme muchas cosas dentro de mí porque sentía que no estaban validadas por alguien de fuera, aquel reto de encontrarme y valorarme era como subir el Everest con los pies atados con una cuerda. Imposible, o casi (mientras haya un Killian Jornet en nuestras vidas, cualquier reto en la montaña parece que tenga que ser posible).

Ahora, ubicados como los tenía en un espacio entre el estómago y los pulmones, no me reprimía y en terapia hablaba de todos los sentimientos que me abordaban sin freno, y los descargaba tal y como surgían, sin sentir vergüenza, culpabilidad o mala conciencia. Solo pregonándolos entre aquellas cuatro paredes podía echarlos de mí, y desde una cierta distancia tratar de entenderlos. Solo así podía sobrevivir a ellos antes de que fueran ellos los que me llevaran al fondo del negruzco pantano en donde, en las antiguas películas, nacen todos los monstruos.

Dudas, miedos, pesares, expectativas, angustias, esperanzas y sentimientos que no comprendía, todo iba deshaciéndose poco a poco gracias a la experta mano de quien sabe que todos los caminos que se recorren tienen un significado profundo, de quien sabe que lo más importante no es entender el mundo, porque quizá es imposible entenderlo. Sino que lo más importante es la manera como lo ves, aunque, muy a menudo, te parezca que solo es tierra «cobarde, vieja y tan salvaje».[44] Y quien dice mundo, dice trabajo, amigos, pareja, hijos, uno mismo. Cambiar la manera de mirar lo que hay fuera, pero también dentro.

Este es el gran secreto que descubrí yendo a terapia: cambiar la manera de ver el mundo. En vez de intentar cambiar las cosas, pensar en estas de un modo distinto. En vez de cambiar la vivencia, cambiar la percepción.

Quizá, por eso, a menudo solo estamos dispuestos a cambiar cuando tocamos fondo, cuando nos damos cuenta de que nuestro sistema de creencias es fútil, de que no nos sirve y de que, incluso, nos hace daño.

«Las cosas no cambian. Uno cambia la manera de verlas, eso es todo», dice Carlos Castaneda, antropólogo norteamericano.

O como me decía una buena amiga, todo está bien, todo es perfecto.

---

44. Salvador Espriu, *Ensayo de cántico en el templo*.

DE LA SOMBRA
Y LA NIÑA INTERIOR...

Lo que niegas te somete,
lo que aceptas te transforma.
Carl G. Jung

Volver a descubrir quién era, dónde me situaba en el mundo, qué es lo que quería de la vida, no fue fácil. Había obstáculos físicos, ideas preconcebidas, patrones heredados, proyecciones al futuro, expectativas no cumplidas que todavía herían, un largo etcétera de cosas que tenía que revisar, analizar, transmutar y todo un magma de pensamientos, sentimientos y emociones que se tenían que canalizar porque habían quedado en suspenso o sin resolver.

Porque todo había quedado parado, a la espera de.

Tenía que investigar, hacer arqueología de mí, remover cimientos, tirar de hilos que se adentraban en el pasado, romper esquemas que me parecían inviolables, derrocar muros que creía impenetrables.

Saber y saber más.

Explorarme para permitir que aquello inconsciente emergiera al mundo consciente, aprender a mirar cara a cara a mis sombras para descubrir mis auténticos intereses. Carl G. Jung afirma que «uno no alcanza la iluminación fantaseando sobre la luz, sino haciendo consciente la oscuridad». Pues allí estábamos: trabajando la oscuridad para hacerla salir a la luz.

Pero ¿qué significa conocer, aceptar e integrar la oscuridad, tu «sombra»? Implica entrar en el «lado oscuro» de tu personalidad, es decir, aquellas actitudes o aquellos rasgos que de manera consciente no reconoces como propios, sobre todo, porque son feos, egoístas, no muestran tu mejor cara. Y, entonces, navegar, zambullirse y encuentres lo que encuentres, por muy desagradable que sea, llevarlo a la superficie para poder estudiarlo y abrazarlo.

Pero entremos más en ello, porque merece la pena. Según la psicología, cuando crecemos, desarrollamos lo que se denomina *nuestra sombra personal*. Nuestras primeras figuras de referencia las extraemos del núcleo familiar, de la escuela, de las amistades que tenemos, etc., y junto con las experiencias y los aprendizajes, vamos definiendo lo que se considera una conducta adecuada. Cada cultura y tiempo define de distinta manera lo que entraría en el campo de la sombra: ambición, sexualidad, agresividad, etc., y valida a unas y destierra a otras.

Así, pues, todos aquellos sentimientos y capacidades que nos hemos ido negando y no hemos reconocido que teníamos, como pueden ser la cobardía, la agresividad, la culpa, el odio, la soberbia, el egoísmo..., los hemos arrinconado en el pequeño espacio que es este «lado oscuro» que todos tenemos, es decir, nuestra sombra. Y lo que pasa es que, al rechazarlos y dejarlos al margen de la mente consciente, solo podemos ver nuestra sombra a través de lo que los demás hacen o dicen.

Esto pasa cuando, ante una palabra, actitud o hecho sentimos que algo se nos remueve muy dentro de nosotros de una forma que no entendemos y, entonces, reaccionamos: nos enfadamos, lo criticamos, nos volvemos irascibles, lo despreciamos. Es tan irracional que no lo entendemos y, a veces, nos sorprende y todo; no somos nosotros, nos decimos, porque no nos reconocemos en ello. Pero lo que ha pasado es que simplemente hemos reaccionado a la sombra, hemos entrado en conflicto con ella y no sabemos cuál es el resorte que se ha activado para que hayamos saltado.

Proyectamos la sombra en los demás, no somos capaces de reconocerla como propia. Al fin y al cabo, ¿quién quiere definirse como egoísta o cobarde? ¿O agresivo o soberbio?

Nadie.

Nosotros no somos aquello —egoístas, ambiciosos, envidiosos, etc.—; ¿cómo podríamos serlo? No, de ningún modo.

Pero si no conseguimos reconocer la sombra que todos tenemos y aceptarla, la seguiremos proyectando, porque, como dice Jung, «lo que no hacemos consciente se manifiesta en nuestras vidas como destino».

Nos defendemos de cinco maneras distintas cuando reaccionamos movidos por la sombra. Es decir, nos mueven cinco sentimientos que son una puerta de acceso a cómo somos nosotros, a nuestro verdadero ser. Esto no quiere decir que solo seamos egoístas o cobardes o ambiciosos, sino que también podemos llegar a serlo, que es diferente.

Estas cinco maneras de defendernos también son una puerta para entender por qué actuamos de una determinada forma ante ciertos hechos o actitudes, cómo nos relacionamos con los demás y con nosotros mismos, etc., porque todos respondemos a las llamadas *cinco heridas del alma*.

Lise Bourbeau, autora de *Escucha a tu cuerpo*, observó que los distintos tipos de sufrimientos que nos angustian se podían resumir en cinco «personalidades». Se originan en la infancia, que es un periodo caracterizado por la gran vulnerabilidad emocional que sentimos, puesto que apenas estamos entendiendo el mundo que nos rodea y dependemos completamente de los que nos cuidan para satisfacer las necesidades básicas imprescindibles para sobrevivir. Hablamos de las necesidades físicas, pero también de las emocionales.

Toda experiencia que vivimos en esta etapa temprana, por muy insignificante que pueda parecer a ojos de una persona adulta —a un niño le puede parecer cuestión de vida o muerte, un terrible disgusto—, puede dejar una profunda impronta para sus adentros. Es la herida emocional, un espacio sensible y doloroso dentro de nosotros que puede afectar a la percepción que tenemos del mundo y de nosotros mismos, de cómo nos vemos, de cómo interactuamos en la vida, y cómo nos relacionamos con los demás y también con nosotros mismos en una edad ya más adulta.

Todos nacemos con heridas que tenemos que aprender a transmutar si queremos que sean sanadas, puesto que pueden hacer que nos encallemos en el presente y que impidan que seamos realmente quienes somos. Es así.

Las cinco heridas de las que habla Bourbeau son las de *traición*, *abandono*, *humillación*, *rechazo* e *injusticia*. Os las dejo aquí y no me alargo más, porque no querría entrar en terrenos que no me pertenecen, pero si tenéis curiosidad, no dudéis en buscar información. Os daréis cuenta de que sentimientos como el miedo, la vergüenza, la falta de confianza o de amor incondicional o la culpa responden a estas heridas que nos limitan y nos impiden desarrollar plenamente todo nuestro potencial. Os sorprenderá.

Mi herida, que ahora detecto al instante porque de vez en cuando parece querer volver y asomar la cabecita cuando menos me lo espero, es la del abandono. A mí, ni me abandonaron mis padres ni he tenido experiencias en este sentido con parejas o amigos. Pero, un día, la niña que fui debió de tener esa sensación, y de allí surgió la necesidad de ser una buena niña, de cumplir las expectativas que se esperaban de mí, de no levantar mucho la voz, de pasar desapercibida y no hacer mucho ruido. Sacaba buenas notas, porque así nadie tenía que sufrir por mí, y yo dejaba de sufrir porque no me olvidaran o me abandonaran. Me portaba bien, porque así todo iba como una seda, y lo mismo: ellos no sufrirían ni pensarían en abandonarme.

¿Quiénes eran ellos? Nadie en concreto, y todo el mundo: padre, madre, hermana, amigos, etc.

Si me lo hubieran dicho años atrás, me hubiera reído de ello. ¿Yo, sentirme abando-qué? Ni de coña. Otra cosa... quizá podríamos hablarlo. ¿Pero abandono? Si he sido siempre una niña muy querida.

Pero ahora sé que eso no tiene nada que ver. Un hecho puntual puede cambiarlo todo para siempre. Es así de fuerte.

De modo que yo estaba allí haciendo lo que tocaba, que era cumpliendo expectativas, portándome bien, haciendo las cosas como se supone que se tienen que hacer, poniendo pocos límites a los demás. Hasta que todo implosionó.

Reconocer cuál es la herida que tenemos activada, aceptarla y mirarla cara a cara nos permite derribar la coraza[45] o la máscara detrás de la que hemos construido nuestra persona para evitar sentir aquel dolor que de pequeños nos abrumó. Aceptar la herida significar verla, entenderla y observarla sin juzgarla, sin atribuirle ningún calificativo, y así hacerla tuya.

Simplemente tenemos que aceptar que, por el motivo que sea, esta es nuestra herida y desde esta, y no otra, es desde donde empezamos a construir la idea que tenemos de nosotros mismos y de nuestra vida; también las relaciones que, a partir de aquel momento, tendríamos con los demás, y nuestra percepción del mundo.

Detectarla nos exige conectar otra vez con el niño interior,[46] aquella personita que fuimos y que quedó herida porque no tenía los recursos necesarios para entender lo que pasaba. Solo así nosotros podemos validar lo que sintió y abrazarlo para deshacer un mecanismo de defensa que, en la edad adulta, ya no nos es válido ni tiene sentido alguno. Todo lo contrario, nos perjudica, porque no responde a mecanismos que ahora nos puedan servir.

Abrazar esa parte de nosotros que no sabíamos ni que existía y que explica tantas cosas es una manera de reconciliarnos con nosotros mismos y de cambiar una dinámica que nos perjudica.

---

45. Hablo de coraza sobre todo en el sentido que le da Wilhelm Reich, como «una estructura rígida que tiene el objetivo de proteger al yo ante peligros externos e internos». Según él, esta coraza nace como resultado de las prohibiciones de la primera educación, cuando buscamos «anclarnos en el orden social» en el que hemos nacido.
46. Si nunca habéis oído hablar del niño o la niña interior, es un concepto que nace con la terapia Gestalt. Es aquella parte más vulnerable y sensible de nuestro yo, formado a partir de las experiencias positivas y negativas que vivimos durante los primeros años de nuestra infancia.

Sin conocer todavía qué implicaba todo lo que iba descubriendo, unas semanas más tarde del «nada tiene sentido» que le había dicho a la terapeuta, ya había comprendido que dentro de mí tenía sombra y herida, y que me habían marcado.

Quizá no las podía observar durante mucho rato, porque hacerlo dolía, pero sabía que allí estaban, y era capaz de reconocerlas.

Y, además, había entendido que yo no solo era la persona o el personaje que me había construido con el paso de los años a partir de todo lo que había vivido y sentido, sino mucho más que todavía no era capaz de entender, ni de imaginar. (Ya lo descubriría. Y todavía ahora sigo descubriéndolo un poco día tras día).

Todos y cada uno de nosotros somos más que las personas que nos hemos construido, el personaje con el que nos mostramos al mundo. Y mucho más que un cuerpo que nace, crece, se reproduce y muere.

Si esto no fuera así, la vida no tendría gracia ni sentido de verdad. Todo sería una mera suma de instantes, de lo que se espera de nosotros en cada etapa vital según unos valores socioculturales aceptados por todo el mundo, y poco más. Pero la suerte que tenemos es que no solo somos lo que vemos ante los ojos cuando nos miramos en el espejo, somos más que un cuerpo físico.

Después de años de introspección y de cuestionármelo todo de arriba abajo, incluso las creencias que tenía más arraigadas, realmente creo que somos lo que decía el filósofo Teilhard de Chardin: «seres espirituales que vivimos una aventura terrenal».

Es decir, seres físicos, anímicos y espirituales, como afirmaba Rudolf Steiner,[47] una fascinante figura que tendría que ser materia obligatoria de estudio en todas las escuelas.

Steiner, permitidme el paréntesis, fue un pionero del siglo XX que estableció un puente de conexión entre el mundo físico sensorial y la realidad suprasensorial que solemos denominar *mundo espiritual*. Para que os hagáis una idea de la importancia de su gran tarea divulgativa (más allá de los 400 títulos publicados y más de 6.000 conferencias agrupadas en 300 volúmenes, ¡ahí es nada!), sus estudios alcanzan áreas del conocimiento aparentemente tan dispares como la pedagogía, la medicina, la arquitectura, el arte, la economía, las matemáticas, las ciencias naturales, la astronomía, la física, la euritmia, las ciencias sociales o cuestiones religiosas. Y destaco *dispares* porque, a través de su obra, te das cuenta de que todo está íntimamente ligado. Cuando entiendes la vida como un todo que está entrelazado, todas las áreas en las que lo hemos dividido hasta hacer porciones tan pequeñas que perdemos la visión de conjunto y

---

47. Si queréis ver la vida con profundidad, acercaos a la antroposofía de Rudolf Steiner e investigad un poco. Os aconsejo que busquéis sobre todo qué son los septenios (periodos de siete años en que divide la vida). Si lo hacéis, os propongo hacer un ejercicio simple, pero de una gran riqueza. A mí me dejó alucinada. Coged una hoja y dividilla por el medio con una línea. En un lado anotad los septenios y los años que han sido más significativos, y en el otro, los hechos que más os hayan marcado (amores, pérdidas, cambios, miedos, descubrimientos, viajes, etc.). Una primera parte irá de los 0 a los 21 años (primera fase), y la segunda, de los 21 a los 42 (segunda fase), y de los 42 en adelante (tercera fase). No tengáis prisa en completar el espacio que os habéis dado. Os daréis cuenta de que, cada siete años, vivimos una crisis personal que nos conduce a un cambio; los distintos ciclos de siete años marcan la evolución de la persona y se reflejan en cambios en su vida. Como dice el proverbio chino, veinte años para aprender, veinte para escuchar y veinte para alcanzar la sabiduría. Hacernos conscientes de los cambios y las crisis que hemos ido viviendo, y desde dónde las hemos vivido en cada etapa, es indispensable para conocernos mejor, aceptarnos y querernos.

dejamos de entender el funcionamiento, acaban convergiendo en un mismo lugar.

Por eso, Steiner puede ser el padre de la agricultura biodinámica que tanta fuerza ha adquirido en los últimos años, pero también el de la pedagogía Waldorf, otra manera de entender la educación de los más pequeños. Un genio al estilo del llamado *hombre total del Renacimiento,* que nadie mejor que Leonardo da Vinci supo encarnar. O sea, un hombre sabio que investiga muchos campos del conocimiento y sobresale en casi todos.

Steiner, en realidad, bebió, nada más y nada menos, que de Johann Wolfgang von Goethe, otro *hombre total* que habría que conocer más allá de su obra literaria, por la que se lo conoce. Os sorprendería saber todo lo que llegó a hacer también, como, por ejemplo, la teoría de los colores, con la que vinculó científicamente colores con emociones, y por la cual se las tuvo con Isaac Newton.

Dos pensadores, pues, para quitarse el sombrero.

Pero retomo lo que decía, que no solo somos cuerpos que nacemos, crecemos, nos reproducimos y morimos. Somos más que el material genético que nos define con pequeñas palabras encadenadas que recogen la información necesaria para el nuevo ser que se está formando dentro del útero materno.

Somos más que cabellos pelirrojos o castaños, ojos marrones o azules, 1,69 o 1,73 metros de altura, o sea, todo este programa tan bien escrito en la hélice de ADN y que dicen que nos define a partir de más de 30.000 genes.

Mucho más que este código de información que se transmite de padres a hijos siguiendo unas leyes muy bien definidas que postuló Gregor Mendel después de ocho años de estudiar un total de 28.000 plantas de guisantes, de las que descubrió las llamadas *características fenotípicas* (o sea, la apariencia externa). A partir de esos resultados pudo extrapolar el caso de los guisantes a los hombres en general. Nacen, así, las primeras reglas básicas de la transmisión por herencia genética de padres a hijos.

Somos eso y mucho más, porque somos cuerpo, alma y espíritu.

Rudolf Steiner dice en su libro *Teosofía*, escrito en la primera década del siglo xx, hace, por lo tanto, más de un siglo: «Así pues, el hombre es ciudadano de tres *mundos*. Mediante el cuerpo forma parte del mundo que también percibe con su cuerpo; mediante el *alma* se edifica su propio mundo; mediante el *espíritu* se le revela un mundo que se eleva por encima de los otros dos».[48] Lo cuenta con una imagen que es muy visual: cuando el hombre levanta la mirada hacia el cielo ve estrellas. La admiración que siente el alma ante el paisaje estrellado le pertenece a él, y a nadie más, pero las leyes que rigen los astros que capta con el pensamiento, el espíritu, no le pertenecen a él, sino a las estrellas.

Sabiendo esto, aunque solo sea una pincelada muy superficial como la que he hecho ahora, entendemos un poco mejor que antes que somos más que la imagen que nos devuelve el espejo donde antes nos estábamos observando. Somos más que aquellos rasgos físicos que un día nos hacen parecer más a la madre y otro al padre, o a los abuelos, o a aquel tío a quien per-

---

48. Las cursivas son de Rudolf Steiner.

dimos la pista hace mucho de tiempo. Somos también aquellos varios aspectos de la vida de nuestra madre, pero también de la de nuestra abuela, y del cuidado que recibieron por parte de sus progenitores.[49]

Me explico.

Sabemos que hay un vínculo muy fuerte que nos une a nuestra madre; lo sabemos sin grandes libros que nos cuenten por qué procesos biológicos esto es así. No es difícil de imaginar si pensamos en que, durante nueve meses, los dos cuerpos están en perfecta simbiosis o en que el cuerpo de la madre está conectado al del bebé por la placenta, un órgano que crece en el útero exclusivamente para permitir la aportación de nutrientes y oxígeno al bebé y que después se expulsa.

En realidad, la conexión entre madre y feto es más profunda a nivel biológico de lo que se creía hasta hace muy poco. Ahora se sabe que, además de compartir nutrientes y cuerpo durante nueve meses, también pueden compartir células, puesto que durante el embarazo y el parto tiene lugar un intercambio de ADN entre el feto y la madre, de modo que cada uno recibe células del otro, que quedarán en su cuerpo. Este proceso se conoce como *microquimerismo materno fetal* y explica por qué se han encontrado células de hermanos mayores e incluso de la abuela materna en bebés.

Parece que después estas células tendrían que desaparecer lentamente en un proceso natural muy comprensible —el sis-

---

49. Wolynn, Mark. *Este dolor no es mío. Identifica y resuelve los traumas familiares heredados.*

tema inmunitario tiene una función que cumplir y las empieza a identificar como agentes externos que hay que eliminar para protegerse—, pero eso no siempre es así y hay algunas que se quedan en el cuerpo durante décadas o, quizá, para siempre, localizadas en sangre, cerebro y corazón.

Como esto pasa a nivel biológico, pues nos hemos desarrollado en el útero de nuestra madre, es fácil imaginar que también recibimos mucha información de la abuela y de cómo fue criada, querida, tratada. Por lo tanto, la manera como fueron queridos y cuidados nuestros padres, y como lo fueron, a su vez, sus propios padres, influirá en la relación que establezcamos con nosotros mismos y en cómo criaremos a nuestros hijos.

Se trata de un vínculo que nos une a las generaciones anteriores, pero también a las posteriores de una forma extraordinaria. Un vínculo que nos determina, pero en ningún caso nos sentencia.

Y es normal: cuando somos pequeños, nuestra madre es todo nuestro mundo. Todo. ¡Como no va a serlo si, desde el primer día, nos lo ha dado todo, incluso su cuerpo! Vivimos, sentimos, nos alimentamos en todos los sentidos a través de ella. Así que, si nos separan de ella, lo sentimos como una separación del mundo, de la vida. Como ser inmaduro y tierno que es todavía, esto puede generar en el niño sensaciones de desconexión, de desconsuelo, de abandono, y finalmente, por los juegos malabares que acaba haciendo siempre la mente, que no son pocos, la creencia de que hay algo malo en nosotros y en la vida en general.

Porque... si no falla algo en nosotros, ¿por qué sentimos que nuestra madre, que es lo que nos mantiene en vida, se aleja de nosotros? Si fuéramos perfectos, no lo haría, biológicamente está «programada» para darnos el apoyo vital que necesitamos para sobrevivir, y esto implica estar presente.

La lógica que hay detrás de ello es abrumadora.

Pero somos pequeños y el mundo de la razón todavía no se ha activado. Apenas somos sentimientos, emociones; no pensamientos. Y lo que hacen nuestros cuerpos simplemente es funcionar como un espejo. Copiamos aquello que vemos fuera de nosotros, en nuestros padres y el entorno familiar más próximo. Aquella actitud que tienen ante las dificultades, aquella palabra que pronuncian cuando llega una alegría o un descalabro, etc., es aquello que nosotros acabaremos adoptando en nuestra vida. Somos como un sónar: registramos la información del exterior y nos apropiamos de esta. Es así como, en la memoria, grabamos sentimientos e imágenes de todo lo que va pasando a nuestro alrededor, pues nos servirán para movernos por el mundo. Nos mimetizamos para aprender a sobrevivir solos el día de mañana.

El problema es lo que denominan *sesgo de negatividad*, la tendencia que tiene la mente de buscar los aspectos negativos a todo. Los biólogos evolutivos cuentan que la amígdala cerebral dedica un total de dos terceras partes de las neuronas a detectar posibles amenazas que nos podrían causar algún tipo de daño. Esto significa que es más fácil que guardemos en la memoria los acontecimientos desagradables o, incluso, dolorosos que los agradables y tranquilizadores, puesto que nuestra supervivencia ha dependido siempre, en gran parte, de la capacidad de detectar las amenazas en el entorno. Si no fuera de este modo, no hubiéramos sobrevivido.

Por lo tanto, seguro que, en el pasado, esta tendencia nos permitió reaccionar a tiempo ante las amenazas y asegurarnos la supervivencia, pero ahora solo nos impide ser completamente felices si no somos conscientes de ello.

Pero todavía hay más: os invito que no os apeguéis ciegamente a la memoria, que no os pase que los recuerdos no se ajusten a la realidad. ¡Ya sabéis que no podéis dejar que la realidad os estropee un buen titular! ¿O no es verdad que muchos de nosotros guardamos imágenes en las que los padres no nos prestan suficiente atención, no están por nosotros, pero sí por el niño que no conocen o el hermano que no siempre se porta tan bien como nosotros, no nos dan suficiente, no recibimos todo lo que querríamos y menos aún todo lo que hemos pedido?

A lo largo de la vida, distintas circunstancias nos harán volver una y otra vez a estas sensaciones de separación, desolación, abandono, etc. Pero estas imágenes no son reales, no son completas. Son una parte de la realidad que tuvo lugar, que, además, fue vista con los ojos de un niño que todavía no podía entender las implicaciones o los significados complejos que se esconden detrás de los hechos más normales y cotidianos.

Los padres, si son padres de manera consciente —hay quienes no lo son ni lo serán nunca, es así—, no pretenden hacer daño a sus hijos; si no, no los hubieran tenido. Si les hacen daño, y hablo de daño emocional, no son conscientes de ello. No hay intención detrás de ello. Pero es cierto que, a menudo, es inevitable hacer daño a los demás. El problema, pues, no es tanto lo que pasó o cómo lo interpretamos, como que lo que pasó, como adultos que ya somos, sigue siendo presente en nuestra mente y seguimos apegados a ello.

No hemos sanado la herida, y los sentimientos, las imágenes, nos siguen perturbando porque no les hemos dado el espacio que necesitaban, no hemos cambiado la mirada sobre unos hechos que vivimos y vimos con ojos de niño. Si cambiamos la mirada, lo hemos dicho antes, cambia todo: cambia la energía que le dedicamos, la energía que alimenta aquellos sentimientos que nos perturban. Respondemos con el cuerpo todavía a la visión sesgada de un niño que no tenía los recursos para entenderlo e interpretarlo desde un lugar sano.

Es importantísimo arrojar luz a estos sentimientos, puesto que, muy a menudo, son los que no nos dejan avanzar. Siendo tan pequeños, quedan grabados en el cuerpo de manera inconsciente. Son sensaciones corporales y sentimientos que nos guardamos dentro y la mayoría de las veces no podemos relacionar con el relato que los conecta al pasado. De modo que no los entendemos, pero sí se reflejan en situaciones que viviremos, heridas que nos harán, desilusiones que tendremos y traumas distintos que sufriremos a lo largo de la vida.

Imaginemos que conocemos a una madre que vivió y lleva un trauma bien adentro, el que sea, desde una muerte próxima hasta un accidente de coche, o que ha vivido una ruptura con el vínculo con su madre (¡el primer vínculo con la vida, el más sagrado!). Pues estas pequeñas situaciones de las que a menudo no somos conscientes afectarán al vínculo que esté creando a la vez con su bebé. ¿Cómo? Quizá no se verá con ganas de darle el pecho o no se sentirá capaz de quedase sola con el bebé o lo abrigará en exceso por si pasara algo que no puede controlar. Pueden ser miles de pequeñas actitudes y acciones que, de manera consciente, no somos capaces de relacionar con lo que nos pasó. Pero están ahí y nos hacen actuar de manera sobreprotectora o desprendida o limitadora o devoradora, etc.

El reconocido biólogo celular Bruce Lipton señala que las expresiones momentáneas de ira, miedo, ansiedad extrema o depresión no distorsionan la fisiología del feto en desarrollo, pero lo que sí afecta tanto a las mujeres embarazadas como a los fetos es la continua presencia de las llamadas «emociones negativas» o actitudes destructivas. Así de importante es el vínculo que establecemos.[50]

El psiquiatra Thomas Verny y la autora Pamela Weintraub reflexionan sobre esto en el libro *El vínculo afectivo con el niño que va a nacer*, y afirman que «si una embarazada soporta un estado de tensión agudo o crónico, su cuerpo fabrica las hormonas de estrés (entre las que se cuentan la adrenalina y la noradrenalina), que transportadas por el torrente sanguíneo llegan al útero, induciendo el mismo estado de tensión en el niño». Varios nuevos estudios publicados muestran cómo, en casos como este del ejemplo de estrés sostenido de la madre, el bebé tiene más probabilidades de nacer prematuramente, por ejemplo, o de tener cólicos.

Lejos de asustarnos, esto nos tiene que hacer reflexionar sobre la importancia de saber detectar qué situaciones o emocio-

---

50. Françoise Freedman. *Maternal emotions and human development. https://birthlight. com/maternal-emotions-and-human-development/*

nes negativas nos hacen saltar, nos perjudican, nos bloquean. Solo así podremos cambiar la mala dinámica y convertirlas en situaciones y emociones que nos beneficien. De ahí la importancia, como dijimos arriba, de cambiar cómo queremos observar las cosas que pasan.

«El único verdadero viaje de descubrimiento consiste no en buscar nuevos paisajes, sino en mirar con nuevos ojos», dejó escrito Marcel Proust. Y sabía lo que se decía.

... A LA REPROGRAMACIÓN DE TODO

Nunca seas prisionero de tu pasado.
Sé el arquitecto de tu futuro
Anónimo

El futuro nos tortura,
y el pasado nos encadena.
He ahí por qué se nos escapa el presente.
Gustave Flaubert

Sabemos que los avances científicos de las últimas décadas han cambiado cómo vemos el mundo y el hombre en todas sus dimensiones. No se ha escapado ninguna.

En la historia lineal en la que nos hemos educado existen grandes momentos que han marcado un punto de inflexión en la evolución de la humanidad y lo han cambiado todo. Son momentos que han cambiado la mirada con la que lo entendíamos y lo explicábamos todo. Un primer momento dicen que fue el Neolítico —ya nos han contado suficientes cosas del Neolítico, no las citaré aquí—; un segundo, la imprenta de Johannes Gutenberg en 1440, puesto que permitió la difusión del conocimiento, que hasta entonces estaba restringido a casi toda la humanidad y, finalmente, la llegada de la Revolución Industrial, que comportó un cambio radical en la forma de comprender al hombre y el mundo (y la relación con la naturaleza).

Con el inicio de la revolución científica en el siglo XVII, la ciencia y cultura occidentales pasan a estar dominadas por una visión mecanicista del mundo —lo hemos contado—, así que la manera como se acercarán entonces al conocimiento, y a la salud, está claro, será cuantitativa y medible. Esto les permitirá ser mucho más rápidos y eficaces, no nos engañemos. Y si no, fijémonos en algunos de los adelantos técnicos de aquel momento: el telescopio de Hans Lippershey (astronomía), el primer submarino de Cornelius van Drebbel (navegación), la máquina de vapor de James Watt (locomoción) o el teléfono de Graham Bell (telecomunicaciones).

Quizá gran parte de estos descubrimientos no afectaron directamente a la vida de la gente en un primer momento, pero permitieron asentar unas primeras bases necesarias para descubrimientos que serían una realidad en muy poco tiempo. Descubrimientos que tuvieron como consecuencia visible una mejora de la vida, como el barómetro de Torricelli, o que cambiaron la manera como se veía el mundo y el ser humano: la teoría heliocéntrica de Galileo cambió como interpretábamos el universo, y el descubrimiento de cómo circulaba la sangre en el cuerpo por parte del médico inglés William Harvey, como entendíamos el cuerpo humano.

Todo esto hasta hoy en día, cuando el mundo ha dado otro giro de ciento ochenta grados, uno más, y la ciencia ha conseguido incluso algo que era impensable tan solo una década atrás: reprogramar una célula adulta para devolverla a un estado embrionario. Estamos hablando, nada más y nada menos, que de devolver una célula a un estado inicial, podríamos decir que pluripotencial, pues podría dar lugar a cualquier tipo de célula.[51]

Pero no tenemos que recurrir siempre a experimentos científicos para conseguir reprogramar células del cuerpo humano. Se hizo un interesante estudio en Japón con personas que tenían diabetes de tipo 2 en el que se hacía un seguimiento a enfermos que necesitaban ingesta de insulina. Los dejaban viendo programas de comedia durante las comidas. La sorpresa fue que detectaron que el nivel de azúcar que tenían en sangre se estabilizaba sin tener que tomar fármacos. La mejora, por lo tanto, era evidente. ¡Se les activaban hasta un total de 24 genes solo por reírse!

Por lo tanto, los genes, es decir estos pequeños fragmentos de ADN que son como un gran libro de instrucciones para el cuerpo humano, muestran tanta plasticidad como la que tiene el tejido neuronal del cerebro, del que ya hemos hablado en el capítulo de las emociones.

Es fácil imaginar que nuestro organismo se acostumbra a unas sustancias químicas, las nuestras, únicas e intransferibles, aquellas que circulan por nuestro torrente sanguíneo, rodean a nuestras células o navegan por nuestro cerebro. Así, no es difícil presuponer que cualquier perturbación o cambio que tenga lugar en esta composición química que le es «conocida», «suya», que es constante y regular, dará como resultado un estar diferente, una alteración.

---

51. El científico japonés Shinya Yamanaka determinó que tan solo se necesitan cuatro genes para conseguir que células adultas adopten un estado similar al embrionario.

La investigación científica de vanguardia ha evidenciado en numerosos estudios que la creencia de que las neuronas morían y no se podían reemplazar ha quedado obsoleta. Es más, actualmente se sabe que pueden nacer y proliferar constantemente. Esto significa que pueden hacer y rehacer las conexiones que ya existen y a la vez fortalecerlas.

Esto en sí ya es una supernoticia, pues significa que la plasticidad o maleabilidad del cerebro puede favorecer, reforzar los aprendizajes, lo que quiere decir que este órgano con forma de nuez «está en permanente proceso de (auto)construcción y (auto)reconstrucción gracias a las interconexiones neurales que se producen para adaptarse continuamente a los cambios».[52]

A la práctica, ¿por qué nos interesa esto a nosotros cuando hablamos de enfermedad? Veámoslo.

Hasta ahora se creía que la parte derecha del cerebro es la emocional, creativa, asociada a todo aquello que se considera artístico, y la izquierda, la racional, lógica o analítica y, por lo tanto, implicada en aspectos como las matemáticas o el lenguaje verbal. Pero el lado derecho del cerebro es también capaz de concebir estrategias en un sentido amplio, integrando todos los detalles de una situación o problema como un todo, al mismo tiempo que situarse en el espacio e identificar los objetos según el color, la forma, la textura, etc., y lo que es importante y más nos interesa a nosotros: es el responsable de procesar las ideas

---

52. Maria Josep Martínez Garrote. *El procés d'ensenyament-aprenentatge atenent la neurociència*. *https://www.educat.cat/blog/el-proces-densenyament-aprenentatge-atenent-la-neurociencia/*

nuevas, que, una vez que se han memorizado, se envían al lado izquierdo del cerebro. Es lo que conocemos como *rutina cognitiva.*

Esto significa que la oportunidad de aprender cosas nuevas está en nuestras manos y, por lo tanto, la de cambiar la forma que tenemos de entenderlas. Si creamos nuevos circuitos y cableados, y los fortalecemos con la repetición, dando prioridad a aquellos pensamientos que nos interesan y nos benefician, los que no utilicemos acabarán desapareciendo porque ya no serán útiles. Haremos una poda. ¿Os suena?

La mayoría de las personas cree que las emociones son reales, pero las emociones, como los sentimientos, son el producto final, el resultado de las experiencias que tenemos. Si no hay experiencias nuevas o vividas de una manera diferente a como siempre las vivimos, lo que pasa sencillamente es que vivimos actualizando sentimientos pasados. «El tiempo no es sino el espacio entre nuestros recuerdos», afirmaba Henri-Frédéric Amiel, filósofo del siglo XIX. ¿O no os habéis sentido así muchas veces? ¿Como si cosas del pasado apenas hubieran acabado de tener lugar? ¿Como si volvierais a estar allí? La misma edad, la misma ropa, las mismas ganas de salir corriendo o de gritar o de saltar de alegría.

¿O como decía John Lennon: como si la vida sucediera mientras estás ocupado haciendo otros planes?

Esto pasa porque estamos ante el mismo proceso químico repetido una y otra vez, y otra. Lo que hay que hacer ahora es cambiar esta química cerebral, o sea los circuitos cerebrales, el cableado. Si forzamos el cerebro a pensar siguiendo otros patrones, otras secuencias de pensamiento, estaremos alterando la manera su manera de trabajar y le permitiremos pensar de un modo diferente, de una manera que no había previsto.

La mente cambiará y nosotros cambiaremos.

Así que la supernoticia es esta: podemos reprogramar el cerebro para que aparezcan en nuestra vida pensamientos y también comportamientos nuevos. Podemos llegar a eliminar aquellos estados emocionales que nos son perjudiciales o destructivos y cambiarlos por otros positivos y que nos beneficien. Cambiar los pensamientos que nos generan estrés, ansiedad o angustia por aquellos que nos aportan paz interior, calma y serenidad. Cambiar unos pensamientos nocivos y que nos provocan sufrimiento por otros constructivos y generadores de confianza en la vida.

Quizá sea verdad que alrededor del 60 % de lo que somos es genético y el 40 % es aprendido, no lo sé, no soy bióloga ni neurocientífica, pero creo con firmeza que está en nuestras manos superarnos siempre y sacar lo mejor de nosotros en cualquier circunstancia, por muy dura que sea o nos parezca que es.

Yo lo he hecho, y no ha sido tan difícil como creía. No digo que no haya sido duro, porque lo ha sido, y difícil, y desesperante en algunos momentos, pero es verdad que solo pensar por un segundo hasta donde me habían llevado ciertos pensamientos, me fue fácil detectar los que no me beneficiaban y esforzarme por encontrar otros nuevos. Solo tenía que ponerme a ello de verdad para no volver a encontrarme en aquel punto donde yo había perdido el control y las circunstancias se iban acumulando hasta generar los factores imprescindibles para que la enfermedad hiciera aparición.

Aquello que la neurociencia y la psicología creían hasta ese momento de que la personalidad se forma antes de los treinta y cinco años, de modo que con los circuitos que ya tenemos a esa edad siempre tenderemos a pensar, sentir y actuar del mismo modo, no es verdad. Los últimos estudios evidencian que es posible cambiar en todas las etapas de la vida, pero hay que esforzarse. No basta con saberlo e imaginarlo, sino que hay que adoptar un papel activo y trabajar en ello cada día. Se trata de reaprender diariamente ante aquellas creencias que nos limitaban y nos limitan. E, incluso, cuando parece que ya hemos conseguido cambiar, saber que, en cualquier momento o circunstancia, pueden volver las dudas, los miedos, las inseguridades, y podemos volver al punto de partida.

Os pongo otro ejemplo de mí, porque yo he estado allí, secuestrada por patrones que no me pertenecían y me limitaban, y he conseguido cambiar otros muchos que tenía aferrados hasta la médula. Mi autoestima, o sea la valoración, y también la percepción, que tenía de mí misma ante los demás estaba estrechamente relacionada con el ámbito laboral desde hacía mucho tiempo. Llevaba puesto el piloto automático, tanto que ni me había dado cuenta de ello, como cuando conduces un coche y llegas a tu destino sin ser consciente de cómo has llegado hasta allí. Has cambiado de marchas, te has parado en los semáforos, ha cruzado calles, has dejado pasar a gente en los pasos de peatones, pero no tienes conciencia alguna sobre ello. No consigues recordar nada del trayecto. Solo la salida y la llegada.

En realidad, como buena alumna que siempre he sido desde primaria, aplicaba bien el patrón con el que nos han educado a toda una generación entera: «esforzarse y cumplir, éxito asegurado». Así que la ecuación resultante era muy sencilla: si el trabajo me salía bien y me felicitaban, mi autoestima crecía, se hinchaba como un globo —no os creáis tampoco que subía demasiado alto, no, se deshinchaba antes de llegar a alguna capa atmosférica...—, y yo me sentía bien, realizada como mujer trabajadora, pero, sobre todo, como mujer.

Pero, si algo se torcía, puesto que siempre hay sorpresas inesperadas, giros bruscos de guión, ya que nada es perfecto, todo se hundía y dejaba de tener sentido. Y todo estallaba por muy insignificante que fuera el «descalabro» que había tenido lugar. Simplemente, todo era un desastre y yo me hundía en un abismo emocional durante un par o tres de días. Por suerte, la cosa no duraba mucho. Imagino que os suena también, ¿verdad?

Y así iba tirando, haciendo depender la valoración que tenía de mi persona en su totalidad de un solo aspecto de mi vida. Un aspecto muy pequeño.

Vivía entre el miedo de hacerlo todo perfecto y el sufrimiento por si no llegaba a conseguirlo, entre la culpa de haber cometido un error —o puede que ni eso— y la vergüenza de que hubiera pasado y no me hubiera dado cuenta de ello a tiempo. O sea, una suma retorcida de ansiedad, miedo, angustia, etc., todo un cuadro para enmarcar, con lacito y todo.

Y ya os digo que más allá de si hay dolores o alteraciones en los tejidos, inflamación aguda o crónica, o incapacidad gradual de movimientos, un cuadro de artritis tiene una relación evidente con el aparato locomotor, con la incapacidad para continuar moviéndose como hasta entonces.

Cuando me la diagnosticaron, pronto me puse a investigar qué podía querer decir, porque necesitaba respuestas. Y descubrí que hay un perfil más o menos definido para los que desarrollan dolencias crónicas autoinmunes: ser personas perfeccionistas y meticulosas; preocupadas por las necesidades emocionales de los demás —hasta el punto de llegar a suprimir las suyas propias—; con una rígida identificación con el deber y la responsabilidad; con una fuerte represión de la ira saludable;[53] que sienten que no pueden decepcionar a los demás; que no suelen enfadarse, y que se sienten responsables de como las demás personas se sienten.

Son todas características que las acaban haciendo personas rígidas e inflexibles con ellas mismas y, de paso, con las demás.

Por lo tanto, desde ese punto de vista, la inmovilidad física que me sobrevino puso sobre la mesa un regalo increíble: era una invitación con todas las de la ley a revisar la rigidez, la flexibilidad ante los demás, las circunstancias, los parámetros, etc., en que me había movido siempre.

Romper con patrones y creencias limitantes me ha permitido dejar de vivir instalada en una rigidez que ni yo misma quería ver, pero que tengo que reconocer que allí estaba. En un perfeccionismo que lo regía todo, aunque no quisiera verlo.

---

53. La ira saludable sería aquella forma defenderse en la que se ponen límites a los demás y que te permite defenderte cuando te pisotean. En definitiva, saber decir que no.

EL DÍA QUE EL MUNDO SE PARÓ.
A MODO DE RESUMEN

Paren el mundo,
que me bajo.
Groucho Marx y Mafalda

Pararlo todo. Que el silencio lo inunde todo.

Llegó un día que me perdí y el mundo se paró. Mi cuerpo, sabio como es, decidió que ya tenía suficiente. Que no podía seguir más de aquella manera.

Llegó un día en que todo tuvo que callar pues hay «momentos en los que algo nuevo se ha introducido en nosotros, algo desconocido. Nuestros sentidos enmudecen con tímido encogimiento, todo en nosotros se retrae, nace un silencio y lo nuevo, lo que nadie conoce, se yergue en el centro y calla».[54]

Así que tuve que pararme para ver y callar para escuchar. Y escuchar al cuerpo.

Y descubrí que, desde hacía tiempo, me había desconectado de mí misma. Atrapada entre rutinas, obligaciones, creencias y

---

54. *Cartas a un joven poeta,* Rainer Maria Rilke. Barcelona: Ediciones Obelisco, 2021.

patrones que venían de fuera..., en una sociedad que demasiado a menudo es profundamente antivida, dejé de escuchar mis necesidades, hasta que el cuerpo colapsó y dos palabras lo hicieron saltar todo por los aires: crónica y degenerativa.

Pero, ¿pueden dos palabras derrumbarlo todo de un día para el otro? Sí, puede pasar.

Por suerte, la medicina occidental no me supo dar las respuestas que necesitaba, así que empecé a cuestionármelo todo, y a indagar, investigar, probar, probarlo todo, y dejarme acompañar por personas maravillosas.

Adquirí el firme compromiso conmigo misma de no dejar que un diagnóstico me sentenciara la vida, e inicié un camino de no retorno que me ha llevado a entender que hay que volver a conectar con quiénes somos de verdad y tener una visión integral de la salud.

Ha sido un viaje emocionante a lo más profundo de mí misma para escuchar el mensaje que la enfermedad tenía para mí, hasta descubrir cómo todo, hasta lo más insignificante, tiene una razón de ser y nos enseña algo.

Así que, ahora, después de cuatro años apasionantes, puedo dejar por escrito lo que pasó, porque ya no siento cristales en la sangre.

Como ya he dicho al comienzo, es solo mi historia, personal y única, aunque transferible, pero tengo la suerte de tener estas páginas, de modo que puedo recapitular en siete puntos lo que a mí particularmente me sirvió para cambiarlo todo. Que cada cual escoja la parte que más le convenga o le guste, y muy buen viaje.

Cambiar el sistema de creencias

En Alcohólicos Anónimos se dice que la recuperación no empieza hasta que el sujeto no experimenta un cambio esencial en su personalidad. La transformación de todo el sistema de creencias que se tiene firmemente arraigado, desde pequeños, y que ha dado forma al mundo, es clave en la recuperación de toda dolencia considerada *incurable, crónica* o *degenerativa.* Un cambio de creencias conduce a lo que lo podríamos llamar un cambio de conciencia, es decir de saber dónde estás, quién eres, dónde te quieres situar en el mundo; de entender a dónde perteneces y qué quieres hacer con la vida que tienes.

Es de este modo cómo los patrones atractores, como los llama Hawkins *En el poder frente a la fuerza,* que un día iniciaron el proceso patológico que condujeron a la enfermedad, dejan de dominar tu vida. La importancia de que estos patrones atractores dejen de imponerse es el primer paso para poder hablar de recuperación de enfermedades *degenerativas* o *crónicas.*

Entendemos por patrones atractores los pensamientos limitantes, los sentimientos negativos de culpa, miedo, pena, ira, apatía, orgullo, etc. Pero cambiar lo que nos ha sostenido durante toda la vida no es fácil, está claro: hay que encontrar la valentía para soportar la incomodidad que comporta salir de los espacios que conoces y crecer, aunque sepamos que esta incomodidad es temporal, y además hay que luchar contra lo que dice la mente, que tiende a resistirse al cambio todo lo que puede. El orgullo con el que le gusta moverse a la mente la empuja a mantener el control de la situación a toda costa, incluso cuando es perjudicial para nosotros.

Pero, como pasa con las piezas de un damero, un solo movimiento de un insignificante peón que nadie ve y parece que está de paso puede cambiar todas las posibilidades del juego y variar la suerte de uno de los dos jugadores.

Llegados a este punto, la conclusión está clara: la recuperación de todo proceso de enfermedad que nos afecte depende de la buena disposición que tengamos a explorar nuevas formas de ver la vida y a nosotros mismos, y esto incluye la capacidad de soportar los miedos internos que aparezcan cuando los sistemas de creencias sufran zarandeos importantes.

No es un camino fácil, pero es necesario para empezar de cero, puesto que estamos poniendo en cuestión aquellos sistemas de creencias que han configurado nuestro mundo, que han dado forma a nuestra vida y nuestras relaciones, a cómo entendemos que funcionan las cosas, y esto requiere de nuestra valentía para afrontar los miedos que surgen, fortaleza para explorar el terreno desconocido por el que hemos empezado a transitar, voluntad para no dejarse vencer y no desmoralizarse.

Relación entre alimentación y emociones

Uno de los grandes descubrimientos que he hecho en estos cuatro años ha sido ser consciente de cómo comemos por los ojos, de cómo las propiedades sensoriales tienen demasiado a menudo más peso que las nutritivas.[55] Que cómo y qué comemos está muy ligado a las emociones: comemos más de lo que

55. *https://foodmatterslive.com/article/the-psychology-behind-the-relationship-between-food-and-colour/*

necesitamos cuando nos sentimos solos, pero también cuando estamos en compañía; se nos quita el hambre cuando nos han roto el corazón o hemos decidido dejar de hacer algo que nos gustaba; nos alimentamos de colores, texturas, olores...

La evidencia científica demostró hace ya tiempo que el color, la textura y la estética de los alimentos tienen un impacto tan relevante en la cognición, que a menudo determina el comportamiento que adoptamos ante la comida y a la hora de alimentarnos. Y quizá nunca como hasta estas últimas décadas ha sido tan evidente: pesan tanto las propiedades sensoriales en las comidas que acabamos haciendo más por lo que sentimos en las papilas gustativas que porque aquella comida contenga todos los nutrientes que necesitamos para que funcione un cuerpo que sí, es exigente en cuanto a nutrientes.

Buscamos como nunca que lo que ven nuestros ojos nos enamore del plato que hemos cocinado y buscamos en los ingredientes que empleamos para elaborarlo que nos aporten un placer inmediato. Que nos explote el sabor en la boca con tan solo rozarlo con la lengua y que nos transporte a algún lugar especial: aquella experiencia vivida durante la niñez, aquella persona que conocimos un día o una vivencia exótica que leímos no hace mucho en un libro. Algo así como lo que le pasa al protagonista de *Por el camino de Swann*, el primer volumen de *En busca del tiempo perdido*, cuando el recuerdo lo transporta a «un domingo por la mañana en Combray» y a la magdalena que «me ofrecía mi tía Léonie, después de haberla mojado en su infusión de té o tila».

(Abro un paréntesis importante: haríamos bien en no perder de vista que el binomio comida atractiva = comida sana no funciona, repito: NO FUNCIONA, cuando ha sido creada en una fábrica.)

Si a esta relación con la comida le añadimos un estilo de vida marcado por horarios laborales larguísimos; el poco tiempo que tenemos para comprar bien o para cocinar como la abuela, aquella cocina hecha con tiempo y paciencia; el estrés constante en el que vivimos, y un descanso a menudo deficitario, los órganos responsables de producir las hormonas que necesitamos pueden verse afectados, y con razón. Y, llevado esto al extremo, podemos acabar teniendo más sensación de hambre de la que tenemos realmente, o a la inversa, y comer compulsivamente.

El estrés, este mal que se ha extendido en casi todas las capas de la sociedad, también entre los más pequeños, ignora la sensación de saciedad, así que acabamos buscando en la comida aquel consuelo emocional que no conseguimos encontrar en ninguna otra parte. Hablamos de hambre emocional.

Mi conclusión sería la siguiente: tenemos que aprender a separar las emociones de los alimentos, saber escuchar el cuerpo y conseguir tener un cierto autocontrol cuando detectamos que lo estamos perdiendo. Según mi experiencia, estos son los tres pilares básicos que debemos tener claros para conseguir que lo que ingerimos sea bueno y sano para nosotros. Si uno de estos pilares se tambalea: si no sabemos escuchar lo que el cuerpo nos está diciendo —«el tomate no me conviene», «comer frío me provoca gases», etc.—, si solo comemos aquello con lo que se nos hace la boca agua —chocolate, pan con fuet...—, si no nos controlamos y acabamos picando entre horas hasta el punto que lo enlazamos con las comidas regulares, no nos estaremos alimentando bien.

Estaremos comiendo, sí, quizás incluso sobreviviendo si somos de poco comer, pero ya hemos visto que esto, sin una situación de peligro real —el león del que hablábamos más arriba—, no es bueno para el organismo si se mantiene a lo largo del tiempo.

Conexión con la naturaleza

Son numerosos, centenares, los estudios que han demostrado que la conexión con la naturaleza tiene muchos impactos positivos en la salud física y el bienestar emocional y espiritual de mayores y pequeños. No hablaré de técnicas terapéuticas para conectar con la naturaleza; algunas tienen miles de años y ahora están de moda. Sabemos lo buenos que son el *shinrin yoku* o baños de bosque; el *earthing*, que es andar descalzo para entrar en contacto con la energía de la Tierra, o el *hygge* danés, aquel estado de ánimo acogedor que genera sentimientos de bienestar y satisfacción, pues hace tiempo que hay libros para dar y tomar que lo explican muy bien o incluso se han especializado en ello.

Tampoco contaré todo lo que pasa en el cuerpo cuando conectamos con la tierra de donde venimos y adonde iremos al morir, desde una reducción de los niveles de presión arterial, cortisol o glucosa, y una mejora de la respuesta inmune, hasta la regulación de la frecuencia cardíaca o la inflamación, porque podría llenar páginas y más páginas y no acabaría nunca. Todo es fácilmente consultable en libros y estudios y webs y etcétera.

Sin embargo, sí diré que ni en los peores momentos de la enfermedad dejé de salir a andar todos los días una hora por la montaña. Con ganas de llorar por el dolor, caminando como un autómata si así me lo pedía el cuerpo, con unos pies que me quemaban por las punzadas del dolor, siempre salía, hiciera frío o calor o estuviera lloviendo. Sentía que no me podía dejar vencer por el dolor, porque entonces sí habría sido muy fácil acabar recurriendo a un bastón para sustituir aquello que mi cuerpo ya no era capaz de hacer. ¡Y es que cuando todo cuesta tanto, es tan fácil tirar la toalla!

Pero, no, yo seguí caminando y haciendo excursiones de seis, diez o doce kilómetros cuando surgía la mínima oportunidad. No me paré. Luché desde el primer día para que la enfermedad no se impusiera en mi vida sin remedio.

Si algo tenía claro es que tenía que esforzarme para mantener al menos el nivel de vida que tenía hasta entonces. Ese era el propósito: al menos. Ya vendrían años peores, me decía. Así que caminaba y caminaba, y luchaba para que a la mañana siguiente pudiera volver a caminar.

Por suerte, los años peores que auguraban no llegaron.

El arte de la meditación

A yoga fui a parar hace nueve años buscando precisamente, sin saberlo, ese espacio de paz interior que empezaba a necesitar con urgencia urgente. Para mí era importante hallar de nuevo la serenidad para ser ejemplo para mi hijo. No quería que me viera todo el día sufriendo, estresada, instalada en la angustia por lo que tienes que hacer hoy o harás mañana. Siempre entre el ayer y el mañana, nunca me sentía en el presente. Fluctuaba entre preocupaciones, deberes, obligaciones y mil cosas más que no me permitían estar en el presente.

Este es uno de los grandísimos aprendizajes que me ha enseñado mi hijo: pararme para sentirme, para volver a ser quién era porque me había olvidado de ello. Volver a conectar conmigo misma. Con presencia. Con plenitud.

Deseo que con los cambios que he hecho y que he podido compartir y vivir de primera mano, le pueda ser yo el ejemplo que necesita para poder ser una persona un poco mejor cada día.

Si conectar con el cuerpo a través de las asanas ya fue un momentazo en mi vida, la meditación fue un regalo en toda regla. Y cuando digo meditar no digo acallar las mil voces que aparecen cuando se hace el silencio o te envuelve una suave música que tiene la capacidad de transportarte más allá de las nubes. No, enseguida vi claro que, si aquel era el objetivo de la meditación, no lo lograría ni en el centro de yoga ni en casa. Porque pasaban los meses y no conseguía acallar ni las voces ni los ruidos, por muy pequeños que estos fueran. Aún más, tenía la sensación de que cada día se sumaban más a los que había. Ya parecían una coral, en donde cada voz quería hacerse sentir por encima de las demás: que si tenemos que ir a comprar el pan, que si comeremos pescado, que si la mochila tiene un rasgón que se tiene que coser...

No, lo que significa meditar es dejar fluir los pensamientos sin encallarse, verlos sin juzgarlos, sentirlos, pero no escucharlos. Y, con el tiempo, el ruido estrepitoso que había al empezar todo aquel jaleo de voces pasó a ser lo que se llama un ruido blanco, o sea un sonido constante, plano, que incluso relaja.

Meditar es escuchar al cuerpo, y el cuerpo se mueve, siente, recuerda, se emociona, se para, tiene cosquillas... Así que, para mí, meditar no es más que escuchar al cuerpo en quietud, que no silencio absoluto, en reposo.

Y escucharlo así se convierte en un compañero de viaje increíble. Inténtalo.

Más allá de la imagen del espejo

Como si fuéramos en una gradación de las distintas etapas por las que me tocó transitar, el cuarto gran momento fue descubrir que no solo somos un cuerpo físico, o sea el compendio de átomos, células, órganos, sistemas, aparatos para todas las funciones del organismo, etc., que ya hemos visto a lo largo del libro, sino mucho más.

Tomar conciencia de que había una dimensión que iba más allá de las percepciones sensoriales que me llegaban a través de los sentidos del cuerpo y que la mente y el ego y *tutti quanti* se encargaban de mostrarme para poder modelar el mundo de mi alrededor según las creencias que tenía, mías y no tan mías, lo cambió todo. Y me permitió ver la vida desde una perspectiva, esta ya trascendente, que no había imaginado. Es decir: desterré lógicas que me habían acompañado toda la vida para vivir simplemente desde el presente, desde la vivencia inmediata y llena. También desde la intuición, un espacio que hemos olvidado que tenemos dentro de nosotros y que tiene una fuerza muy poderosa.

Nutrirse de un alimento que va más allá del cuerpo físico implica vivir desde un lugar donde confías plenamente en la vida. Y me paro en estas palabras porque me parecen muy importantes: *confiar en la vida*. Porque confiar en la vida significa fluir, soltarse a las oleadas que van y vienen constantemente. Quiere decir abrirte a un mundo de posibilidades infinitas cuando antes, en el mismo lugar, había creencias limitantes, esperanzas vanas que te impedían crecer, frenos que nunca te habías atrevido a verbalizar. Quiere decir experimentar y tocar y sentir e imaginar sin una mente racional, controladora, que vive demasiado a menudo desde el miedo, y que impone lógicas, normas, decretos o boicots.

Confiar en la vida es no pedirle explicaciones, pues todo pasa porque tiene que pasar, ya que tiene sentido que así sea, aunque cueste de ver, ni pretender que se haga nuestra voluntad o se hagan realidad nuestros sueños. Es no juzgar, porque todo tiene una razón de ser y es perfecto en la forma misma con la que se presenta, aunque sea amarga, fea, desalentadora o, simplemente, no es la que esperábamos o creemos que nos merecemos.

Confiar en la vida es observarla y saber que todo es como tiene que ser. Significa aceptar que todo lo que nos trae es por un motivo, también las adversidades, porque es lo que ha escogido nuestra alma para que aprendamos lo que nos hace falta saber para superarnos y completarnos, puesto que es lo que necesitamos para seguir madurando como seres humanos. Y una vez aquí, incluso cuando todo parece que ha perdido el sentido, hacernos responsables de lo que vivimos para crecer y evolucionar en conciencia.

Confiar en la vida es superar el miedo como mecanismo de control y también de protección, y transcenderla para que no nos bloquee o nos boicotee.

Confiar en la vida es abrazar aquella parte de nosotros que se siente insegura y torpe para volver a vivir lejos de la lógica más «matemática», aquello del dos más dos son cuatro, y dejarnos llevar por la intuición, que es voluble, caprichosa, variable, incluso alocada.

Confiar en la vida es aceptar lo impredecible, soltar el control y aprender a moverse en la incertidumbre. Pero no como una fuerza que nos arrastra y nos somete, sino como una oleada en la que nos dejamos mecer, con subidas y bajadas constantes.

Confiar en la vida sencillamente nos devuelve el sentido más profundo de la existencia.

Dice D. T. Suzuki, filósofo zen, que tenemos que aprender a «vivir la vida como la vida se vive en sí misma». Si no podemos hacernos una idea de lo que esto significa, fijémonos en la naturaleza. Allí está todo. Solo hay que girarse a mirar con ojos de niño para ver que todo tiene su ciclo de vida y muerte, su cadencia entre estaciones, su ritmo propio, frenético en la primavera, reposado en invierno. En la naturaleza todo fluye.

Dejémonos, pues, fluir.

Volver al cuerpo con la respiración

No hace mucho leí que, en una persona adulta, el aire entra y sale del cuerpo en torno a unas 12-20 veces por minuto. En este continuo proceso, el oxígeno entra por la nariz (o boca) para alimentar a las células que velarán para que el organismo pueda funcionar con precisión milimétrica, y en retorno, el cuerpo expulsa como desecho dióxido de carbono.

Hablamos de un gesto que es pequeño, muy simple, pero que nos permite mantenernos vivos. Un gesto, pero, que a veces creo que hemos olvidado que es imprescindible para posibilitar la vida. Sí sabemos que, si no respiramos, morimos, pero no sabemos que mucho tiempo atrás dejamos de saber respirar bien.

Estos últimos años he descubierto que la mayoría de nosotros hace una respiración alta, es decir, más pulmonar, y entrecortada y corta. Un poco la que necesita el cuerpo ante la situación del león hambriento que se relame los bigotes. El yoga, la meditación y las terapias corporales que hacen énfasis en la importancia de la respiración[56] me han permitido empezar a entender que tenemos que reaprender a respirar, o sea, volver a aprender a respirar desde el abdomen, incluyendo todo el sistema respiratorio, que va desde la caja torácica hasta la pelvis, del tórax al abdomen, y, por lo tanto, haciendo trabajar pulmones, diafragma y abdomen.

Cuando pensamos en respirar, la primera imagen que nos viene a la mente son los pulmones, dos fuelles que se hinchan y se deshinchan a un ritmo concreto y constante. Pero nos ol-

---

56. La invitación que hacen algunas terapias es ir más allá de la respiración para ayudarnos a reconectar con nuestra inteligencia corporal, o sea, recuperar la sensación de que somos un todo completo con el cuerpo. Liberando músculos y articulaciones, la respiración se expande hasta hacerse más profunda para poder abordar también bloqueos emocionales que tenemos desde hace tiempo. «Cuando los sentimientos consiguen espacio, nos podemos relacionar mejor con nosotros mismos y sentir lo que queremos o lo que no queremos. Quizá esta dificultad que tenemos para relacionarnos con nosotros mismos es lo que nos enferma, y recuperar esta capacidad, lo que nos da salud» (ManuVision). Para la medicina ayurvédica, por ejemplo, la causa fundamental de la enfermedad o del dolor aparece cuando el intelecto se disocia de la inteligencia natural del cuerpo físico.

vidamos del diafragma, el principal músculo encargado de la inspiración en la respiración. Es el que permite el intercambio gaseoso que tiene lugar en el cuerpo para alimentar a las células.

A menudo hay tensiones en el diafragma que responden a causas emocionales, como, por ejemplo, estrés o angustia, mala posición corporal o hábitos alimentarios malsanos. Si no sabéis a qué me refiero, doblad un poco el torso y pulsaos el diafragma con dos o tres dedos, justo por debajo de las costillas, y hacedlo con intención, quiero decir intentando entrar a fondo, y lo entenderéis. Es un dolor muy molesto, a veces irritante, y que más allá del malestar que provoca, nos hace ver que con un diafragma duro como una piedra los niveles de oxígeno se pueden ver comprometidos, es decir disminuidos, con todo lo que eso significa para el metabolismo y los sistemas digestivo y cardiovascular.

Un diafragma que trabaje bien, en cambio, permitirá, entre otras cosas, que podamos usar toda la capacidad pulmonar que tenemos a disposición en toda la zona del tronco implicada en la respiración y reducir, por lo tanto, la frecuencia de entrada y salida del aire. Esta reducción del movimiento, además, nos ayuda a relajarnos.

Os propongo un pequeño ejercicio para que podáis experimentar esa sensación. Estiraos cómodamente y poned las dos manos sobre la barriga. Iniciad la respiración desde la pelvis, es decir, notad como se hincha la barriga desde el abdomen y sube hasta la zona del diafragma y a continuación hasta los pulmones. Llenadlos al máximo sin forzar nada y retened el aire unos tres o cuatro segundos. Empezad a expulsarlo lentamente desde los pulmones bajando por la zona intercostal y hasta el abdomen. Veréis cómo la respiración se hace un poco más amplia cada vez y os hacéis conscientes de todos los órganos que están implicados en un gesto tan simple y que repetimos miles de veces durante el día.

Si a lo largo del día volvéis a esta sensación, os daréis cuenta de que estamos lejos de esta respiración completa que acabamos de realizar.

El diafragma es un músculo en forma de medusa o cuenco invertido que se sitúa en la base de los pulmones y actúa como una bomba que une tórax y abdomen con el movimiento. La contracción lo hace descender hasta la pelvis, empujando hacia abajo los pulmones, ayudando a mover intestinos, estómago, hígado, y al subir el proceso es el contrario: los pulmones suben hacia parte alta del tórax y el diafragma lo acompaña, con lo que realiza una ligera presión en pulmones y corazón.

A mí, personalmente, me gusta imaginarme esta imagen de un diafragma que funciona como un fuelle: en cada inspiración presiona las vísceras suavemente, como si les hiciera un suave masaje, bombea los líquidos y activa el movimiento de los intestinos, y mientras esto pasa en el sistema digestivo, contribuye a la buena circulación de la sangre con la presión que ejerce en la expiración, o sea cuando el diafragma sube y empuja a los pulmones.

La importancia del diafragma es tal, que he leído que contribuye a la circulación de la sangre por el cuerpo más de lo que podríamos imaginarnos. Se dice que todo empieza en los pulmones, donde la sangre venosa que proviene del ventrículo derecho se convierte en sangre arterial, que vuelve al ventrículo izquierdo del corazón, que es el que se encarga de propulsar la sangre por todo el cuerpo. Aquí es cuando se inicia, pues, un viaje de centenares de kilómetros por las venas hasta llegar al rincón más recóndito del cuerpo y aportar oxígeno.

El corazón es el que se encarga del movimiento de propulsión. Pero, cuando la sangre tiene que volver hacia el corazón, aquí es donde entran en juego, no el corazón, sino los músculos, que propulsan la sangre hacia arriba, y también el diafragma. Este movimiento ascendente y descendente de cada respiración ejerce más o menos presión en la zona donde se ubica la cavidad abdominal, donde sabemos que tenemos el estómago, el hígado, los intestinos, la vena aorta, etc. Como la sangre siempre busca los espacios donde la presión es más baja, el diafragma, de alguna forma, acaba actuando como mecanismo propulsor, un poco como hace el corazón.

Por lo tanto, es un superórgano más del cuerpo humano que tendríamos que cuidar mucho. Y más allá de los beneficios que aporta en el funcionamiento del metabolismo, tenemos que pensar que es el mejor aliado para volver a recuperar la salud. Permitiendo que cuerpo y mente se oxigenen de verdad conseguimos recuperar gran parte del bienestar emocional y físico que hemos perdido, y podemos volver a darle al cuerpo el movimiento que le es natural, que es reposado, calmado.

En este sentido, podemos volver una vez más a lo que se ha dicho toda la vida, porque la cultura popular nunca falla y ya explicó muchas cosas del mundo antes de que la ciencia moderna nos diera los detalles más específicos. ¿No es cierto que ante determinadas situaciones que nos generan malestar, ansiedad, etc., decimos que «nos falta el aliento», o que «perdemos el aliento», o que «se nos cierra el estómago»?

Pensemos en ello ahora que sabemos cómo funciona la respiración y qué papel realiza en ello el diafragma, este gran desconocido, y volvamos al cuerpo para sentir qué nos quiere decir.

Alineación con un mismo

Sí, lo he dicho mil veces a lo largo de estas páginas: he hecho muchos descubrimientos. Buenos y no tan buenos, especiales e increíbles, apasionantes y crueles, afortunados e imposibles. Algunos me han sido muy útiles, otros quizá no tanto, pero todos han hecho su función.

Uno de los importantes ha sido empezar a construir de verdad mi visión personal de la vida tal como yo la veo, en consonancia con mis valores personales. Es precisamente esto lo que me ha permitido recuperar de nuevo el equilibrio perdido —emocional y físico—. Porque recuperarlo ha significado, nada más y nada menos, que conocerme mejor, poder enfocarme en la vida que de verdad tiene sentido para mí, yo que de repente perdí el sentido de la vida, y alinearme con los objetivos que creo que son los que ahora mismo necesito, y que estoy convencida de que puede ser que más adelante sean otros.

En definitiva, alinearme conmigo misma para saber dónde estoy y hacia dónde quiero ir.

Aprender a identificar aquellas creencias que me limitaban y la percepción que tenía de mí en el mundo me ha permitido hacer borrón y cuenta nueva con el pasado para construir un presente con significado, y conseguir superar el autosabotaje como forma de relacionarme conmigo misma demasiado a menudo.

También he aprendido que todos tenemos una polaridad. Dentro de nosotros, por mucho que no lo queramos ver, somos a la vez *ying* y *yang*, día y noche, luz y oscuridad, y estas polaridades nos hacen perder la cabeza y nos causan malestar si entendemos que están reñidas, que son contrarias. Pero no, son las dos caras de una misma moneda, y la una sin la otra no existirían. Y es importante saber esto para integrarlas dentro de nosotros, en el espacio que les corresponde, sin tensiones innecesarias, puesto que, a menudo, queriendo situarnos en una polaridad, nos sumergimos en conflictos que no tienen sentido y gastamos mucha energía en luchas internas, a veces, totalmente inconscientes, que nos hacen mucho daño, más del que nos creemos.

Darte cuenta de que lo somos todo, y cambiar dinámicas que detectas que son insanas o perjudiciales, permite mirarte a los ojos ante el espejo sin apartar la mirada y saber, con convicción, que estás bien, que estás en el lugar adecuado, donde querías estar. Que estás alineado con quién eres realmente y lo que has venido a hacer en esta vida. Que pueden ser muchas cosas, no nos engañemos. No hablo de gestas heroicas —llegar muy arriba en el trabajo, escribir un libro, ser el diseñador que imaginabas—, no, sino simplemente andar por el camino que todos hemos venido a recorrer en esta vida. Tan sencillo y difícil como eso.

«Un hombre que no se alimenta de sus sueños envejece pronto», dice William Shakespeare. Pues yo añadiría que es bueno que sigamos siendo eternamente jóvenes para nunca dejar de aprender de todo lo que nos pasa día tras día.

El último paso: el movimiento expresivo

Al margen de ser una actividad social divertida y que nos destensa del ritmo tan frenético que llevamos, resulta que el movimiento expresivo también es una herramienta muy potente para cuidarnos y cuidar nuestro bienestar. Trabajando el baile, la música, la respiración, la voz, la expresión artística, la creatividad, la dramatización, la relajación, la meditación, el silencio, etc., se armonizan cuerpo, emociones y mente.

Cuando vives la movilidad corporal como un problema incluso en los más pequeños gestos cotidianos, que te hablen de hacer ejercicio regular porque así se liberan serotonina y dopamina (¡hemos vuelto a encontrarlas otra vez!), las hormonas que generan la sensación de placer y bienestar que tanto anhelas, y además reducen los niveles de cortisol con los que vives empapada 24 horas los 7 días de la semana los 365 días del año (sí, los autónomos son aquella *subespecie* humana —sí, me he atrevido a escribir *subespecie*, los que lo son o lo han sido saben de lo que hablo— que no sabe qué son las vacaciones hasta que caen bastante o muy enfermos, es así de triste), te hace poner incluso de mala leche que te hablen de moverte. «Andar un par de kilómetros te iría bien», te recomiendan. «El *hatha yoga* te iría como anillo al dedo», te dicen cuando te encuentras con ellos por la calle con la esterilla de turno y la sonrisa de paz que tú tanto anhelas. «Baila, muévete un poco, aunque sea en casa y sin espectadores que te observen», dice alguien con la voz muy pequeña ante la cara de estupefacción y espanto que has puesto al escuchar la palabra *bailar* cuando justo hace unos minutos, bajando la escalera de tu casa, por un momento te has imaginado que el bastón que comprarás, si llega el día, llevará una calavera como pomo.

¿Yo, moverme? ¿Estamos locos o qué? ¿Habéis perdido el juicio? ¿Que os ha subido a todos la fiebre amarilla o negra y ya deliráis? ¡Si apenas puedo bajar la escalera sin torcerme hacia la derecha y parecer deformada a lo Quasimodo!

Así que te quedas con aquella cara de buena niña que acaba de escuchar una majadería de nivel Big Bang un buen rato después de que la persona ya ha desaparecido de tu campo visual, porque en ese momento no puedes ni llegar a imaginarte practicando *hatha yoga* o danza o andando un par de kilómetros más cuando apenas puedes ponerte las bambas, sí, aquellas que tienen una talla más y que has robado a tu pareja, que ni siquiera se ha dado cuenta de que ya no son suyas ni volverán a serlo, porque el dolor que tienes en los pies es terrible. «Menos mal —te dices—, que no he dejado de hacer yoga. Que ya es algo, que no se quejen».

En el yoga había conseguido encontrar el espacio que necesitaba para conectar con el silencio desde dentro, pero también movilizar el cuerpo un rato cada semana para que no se entumeciera del todo.

Y con aquello ya hacía suficiente, me decía. No me pedía imposibles, ni medio posible, que me hicieran creer que, al fin y al cabo, todo no había sido más que una pesadilla pasajera.

Pero también llegó un día en que incluso el yoga era doloroso. Cada ejercicio, cada movimiento, cada asana era un tormento que trataba de hacer mío, a ver si así se disolvía. Pero nada, seguía allí, latente, latiendo como un detonador de los de las películas con su tic-tac intermitente. Y según el día, si hacía más o menos frío o más o menos humedad o había andado más o menos, el dolor era intenso o muy intenso, y las ganas de llorar, intensas o muy intensas.

Hasta que un día todo cambió, y en un año el dolor empezó a menguar y yo empecé a recordar cómo era andar, trotar, incluso correr. ¡Y un día empecé a esprintar!

Y ahora hago pilates y movimiento expresivo una vez a la semana, porque puedo, porque quiero, porque mi cuerpo se lo ha ganado.

Como decía el poeta: «Todo está por hacer y todo es posible».

Siempre.

UN APUNTE FINAL

Si cambiamos la mirada de cómo hemos visto siempre la vida, nos cambiará de una forma que no somos capaces de imaginar ahora mismo. A mí me ha pasado. Como suelo decir a menudo: «Yo estaba donde tú estás, ¡pero mírame ahora!».

Soy de esas personas que han tenido que tragarse decenas de veces aquella frase típica que todos decimos de «esto yo nunca lo haría, nunca», porque sí, he acabado haciendo aquello que dije que nunca haría, nunca, e incluso he repetido, y al final ha acabado siendo lo mejor que me podía pasar.

Si tú cambias, todo cambia y la vida se abre a espacios inimaginables, brutales.

Incluso las personas que te acompañan cambian, las que conoces te sorprenden y acabas encontrando gente especial y maravillosa debajo de las piedras.

Y acabas viviendo situaciones increíbles que, si un año antes te hubieran dicho que te podrían pasar, muy seguramente te hubieras reído a la vez que negabas con la cabeza. Todo eso mientras te alejabas de aquella persona por si la locura al final sí se ha demostrado que es un mal que se contagia y nadie te lo comunicó.

Como cuando fuimos a comer a un japonés de Sant Sadurní y la chica que nos servía se plantó delante de la mesa mientras estábamos con el primer plato. Estuvo allí mientras nosotros

nos mirábamos embelesados e íbamos dando pequeños boca-
dos a las *gyozas* y al *sushi* para que no se nos enfriaran, y también al pollo y los tallarines *teriyaki*, y el postre. Estábamos
hambrientos, pero no queríamos dejar la conversación. Así que
comimos mientras dos ojos nos miraban y hablábamos de todo:
de la vida, de crecimiento espiritual, del futuro, de la amistad, de
valores, de educación, de alimentación y de hacer la revolución.
No nos conocíamos de nada, pero era como si fuéramos amigos
de toda la vida. Como si fuéramos más que amigos, familia.

Nos habíamos reconocido por un extraño resorte que todavía ahora me cuesta entender, pero ahora sé que pasó lo que
tenía que pasar. Porque, cuando cambias la mirada con que ves
a los demás, los otros dejan de ser «otros» y pasan a ser un poco
tuyos. Aquella chica ya no era una desconocida que se te acerca
para contarte su vida, era una amiga que hace tiempo que no
ves, una hermana con quien te pones al día de todo, pues llevas
semanas sin hablar con ella por teléfono, una vecina que ves
todas la mañanas y a quien hoy te has atrevido a sonreír.

Simplemente maravilloso.

AGRADECIMIENTOS

Siempre me ha gustado leer los agradecimientos de los libros. Me emocionan, no puedo evitarlo, porque es verdad que la mayoría de las cosas que hacemos o soñamos hacer no serían posibles sin aquellos que nunca dejan de creer en nosotros y nos acompañan.

Es un regalo tenerlos cerca y no siempre lo valoramos ni se lo decimos lo suficiente. Yo tengo la suerte de poder tener estas páginas en blanco para hacerlo, así que lo aprovecharé.

Tengo que dar las gracias a muchas personas por haberme acompañado en este viaje que es la vida, pero, sobre todo, a las dos personas que lo son todo: Josep y Roger. Por estar siempre, a pesar de las dudas, los miedos, la incertidumbre o, precisamente, por eso. No puedo pedir más, vosotros ya lo sabéis.

A mis padres y a Anna, porque sin ellos es evidente que no sería quién soy.

A Manuela Pérez, por haberme mostrado qué significa cambiar la mirada de las cosas, que no es poco ni fácil. Ahora sé que la vida es un juego de posibilidades infinitas y que es imperativo que empecemos a investigarlas todas. ¿Jugamos?

A Mónica Jiménez, porque con su mirada a los primeros borradores me permitió abrir un abanico de posibilidades en las que ni siquiera había pensado.

Y a todos aquellos con quienes me he encontrado. Con muchos no nos volveremos a ver más, pero de todos he tenido la suerte de aprender algo, por muy pequeño que fuera. Me lo hice mío y me ha ayudado a crecer. Gracias también.

ANEXO

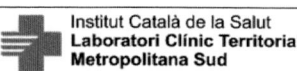

Institut Català de la Salut
Laboratori Clínic Territorial
Metropolitana Sud

Pacient: GARRIGOSA ALEGRE, GEMMA

Sexe: Mujer   **Edat:** 42

Metge:

Servei: MEDICINA DE FAMÍLIA

Unitat de tractament: Atenció Primària

Observacions:

N Laboratori:

NHC:

CIP:

Data recepció mostra: 13/10/2020 11:24:58

Localització:

Procecència:

	Resultat	Unitats	Intervals de referència

BIOQUÍMICA

Facultatius responsables: Ariadna Arbiol Roca
Rosa Navarro

Srm—Creatinini; c.subst.	68	µmol/L	[45 - 84]
Ren—Filtrat glomerular;cabal vol.(equació CKD-EPI) (ml/min/1,73 m2)	>90	mL/min	[≥ 60]

En pacients de raça negra, multiplicar per 1.15.
Situacions on l'estimació del filtrat glomerular és inadequada: alteracions importants en l'index de massa corporal o muscular i hepatopatia greu.

Srm—Glucosa; c.subst.	4.5	mmol/L	[4.1 - 6.1]
	81	mg/dL	[74 - 110]

Valor discriminant de diabetis mellitus: ≥ 7.0 mmol/L
(126 mg/dL)

Srm—Alanina-aminotransferasa; c.cat.	22	U/L	[≤ 32]
Srm—Bilirubina; c.subst.	13	µmol/L	[≤ 18]
Srm—gamma-Glutamiltransferasa; c.cat.	17	U/L	[≤ 26]
Srm—Proteïna C reactiva; c.massa	0.6	mg/L	[≤ 5.0]
Srm—Factors reumatoides; c.subst.arb.(OMS 64/2)	* 216.4	ku.i./L	[≤ 16.0]
Srm—Colesterol; c.subst.	3.94	mmol/L	
	152	mg/dL	

Concentració desitjable ≤ 5.18 mmol/L (200 mg/dL)

Srm—Tirotropina; c.subst.arb.	3.29	mu.int./L	[0.57 - 5.51]

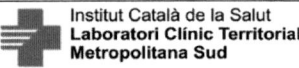

Institut Català de la Salut
Laboratori Clínic Territorial
Metropolitana Sud

Pacient: GARRIGOSA ALEGRE, GEMMA	**N Laboratori:**
Sexe: Mujer **Edat:** 43	**NHC:**
Metge:	**CIP:**
Servei: MEDICINA DE FAMÍLIA	**Data recepció mostra:** 07/07/2021 12:01:01
Unitat de tractament: Atenció Primària	**Localització:**
Observacions:	**Procedència:**

	Resultat	Unitats	Intervals de referència

BIOQUÍMICA

Facultatius responsables: Elvira Tejedor Hernández

	Resultat	Unitats	Intervals de referència
Srm—Creatinini; c.subst.	62	µmol/L	[45 - 84]
Ren—Filtrat glomerular;cabal vol.(equació CKD-EPI) (ml/min/1,73 m2)	>90	mL/min	[≥ 60]

En pacients de raça negra, multiplicar per 1.15.
Situacions on l'estimació del filtrat glomerular és inadequada: alteracions importants en l'index de massa corporal o muscular i hepatopatia greu.

Srm—Glucosa; c.subst.	* 4.1	mmol/L	[4.1 - 6.1]
	* 74	mg/dL	[74 - 110]

Valor discriminant de diabetis mellitus: ≥ 7.0 mmol/L
(126 mg/dL)

Srm—Aspartat-aminotransferasa; c.cat.	18	U/L	[≤ 31]
Srm—Alanina-aminotransferasa; c.cat.	18	U/L	[≤ 32]
Srm—gamma-Glutamiltransferasa; c.cat.	15	U/L	[≤ 26]
Srm—Urat; c.subst.	211	µmol/L	[143 - 371]
Srm—Ferritina; c.massa	21.6	µg/L	[15.0 - 150.0]
Srm—Ferro (II+III); c.subst.	7	µmol/L	[6 - 27]
Srm—Proteïna C reactiva; c.massa	1.3	mg/L	[≤ 5.0]
Srm—Factors reumatoides; c.subst.arb.(OMS 64/2)	* 470.9	ku.i./L	[≤ 16.0]

LA AUTORA

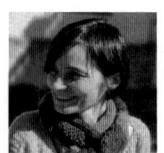 **Gemma Garrigosa Alegre** (Barcelona, 1978). Actualmente reside en Gelida. Licenciada en Filología Clásica por la Universitat de Barcelona, es correctora y traductora autónoma. Siempre ha desarrollado su actividad profesional en el ámbito de la edición editorial, la cultura y el mundo audiovisual.

En este libro, la autora nos narra su experiencia personal tras haber sido diagnosticada de una artritis reumatoide grave, una enfermedad invalidante que, si hubiera seguido las pautas habituales, la hubiera conducido a caminar con bastón e, incluso, a acabar en silla de ruedas.

Pero las dos palabras (*crónica* y *degenerativa*) que un día hicieron que todo saltara por los aires, no la sentenciaron, muy al contrario, fueron el punto de inflexión para iniciar, por un lado, un proceso de introspección y de trabajo personal para descubrir las causas que la habían llevado a aquella situación y, por el otro lado, introducir cambios importantes en su vida en cuanto a alimentación, pensamientos, actitudes, etc., fruto de una gran investigación llevada a cabo durante más de cuatro años.

Hoy, una vez han desaparecido las secuelas de la enfermedad, puede afirmar, contundente, que ha «recuperado el poder perdido».

BIBLIOGRAFÍA

Basterretxea, M. Carmen. *Europa indígena matrilineal. Los vascos.* País Vasco: Cauac Editorial, 2022.

BEINFIELD, Harriet, y KORNGOLD, Efrem. *Entre el cielo y la tierra. Los cinco elementos en la medicina china.* Barcelona: La liebre de marzo, 1991.

BIGELSEN, Adam, y BIGELSEN, Josh. *Sangre holográfica. Una nueva dimensión en la medicina.* País Vasco: Cauac Editorial, 2022.

BOURBEAU, Lise. *La sanación de las cinco heridas.* Málaga: Editorial Sirio, 2017.

CALAIS-GERMAIN, Blandine. *La respiración. Anatomía para el movimiento.* Vol. IV. Barcelona: La liebre de marzo, 2011.

DETHLEFSEN, Thorwald, y DAHLKE, Ruediger. *La enfermedad como camino.* Barcelona: DeBolsillo, 2013.

HAY, Louise. *Usted puede sanar su vida.* Barcelona: Ediciones Urano, 2003.

LANZA, Robert, y BERMAN, Bob. *Biocentrismo.* Madrid: Sirio, 2012.

LANZA, Robert, y BERMAN, Bob. *Más allá del biocentrismo.* Madrid: Sirio, 2012.

LOWEN, Alexander. *El lenguaje del cuerpo.* Barcelona: Herder Editorial, 2010.

LOWEN, Alexander. *El narcisismo: La enfermedad de nuestro tiempo.* Barcelona: Ediciones Paidós Ibérica, 2014.

LOWEN, Alexander. *La espiritualidad del cuerpo. Bioenergética, un camino para alcanzar la armonía y el estado de gracia.* Barcelona: Ediciones Paidós Ibérica, 1993.

MORGADO, Ignacio. *Los sentidos. Cómo percibimos el mundo.* Barcelona: Ariel, 2019.

Nueva Consciència, núm. 22 (coord. Jordi Pigem). Barcelona: Integral, 1991.

PIGEM, Jordi. *Bona crisi.* Barcelona: Ara Llibres, 2009.

PIGEM, Jordi. *Pandèmia i postveritat. La vida, la consciència i la Quarta Revolució Industrial.* Barcelona: Fragmenta Editorial, 2021.

REICH, Wilhelm. *Análisis del carácter.* Barcelona: Editorial Paidós, 1981.

REICH, Wilhelm. *Psicología de masas del fascismo.* Madrid: Enclave de libros, 2020.

RODRIGÁÑEZ, Casilda. *El asalto al Hades.* Barcelona: Virus Editorial, 2007.

ROSLING, Hans; ROSLING, Ola, y ROSLING RÖNNLUND, Anna. *Factfulness.* Barcelona: La Campana, 2018.

SALA, Artur. Magna Ciencia. *Addendum Libro II.* País Vasco: Cauac Editorial, 2021-2023.

SALA, Artur. *Magna Ciencia. El verdadero origen de la vida.* Vol. II. País Vasco: Cauac Editorial, 2021-2023.

SALA, Artur. *Magna Ciencia. La obra y legado de Wilhelm Reich.* Vol. III. País Vasco: Cauac Editorial, 2021-2023.

SALA, Artur. *Magna Ciencia. Un viaje por el conocimiento proscrito.* Vol. I. País Vasco: Cauac Editorial, 2021-2023.

SANDÍN, Máximo. *Pensando en la evolución, pensando en la vida. La biología más allá del darwinismo.* País Vasco: Cauac Editorial, 2020.

SLOAN, Douglas. *Más allá de la visión mecanicista del mundo.* https://www.waldorflibrary.org/images/Mecanicista_Sloan.pdf

STEINER, Rudolf. *Cómo se alcanza el conocimiento de los mundos superiores.* Madrid: Editorial Rudolf Steiner, 1996.

STEINER, Rudolf. *Teosofía.* Madrid: Editorial Rudolf Steiner, 1999.

TORRES, Sergi, y DEL ROSARIO, David. *La biología del presente.* Barcelona: Diana, 2020.

WOLYNN, Mark. *Este dolor no es mío. Identifica y resuelve los traumas familiares heredados.* Barcelona: Gaia, 2017.

Otras obras publicadas en esta colección

Bienestar y crecimiento personal

Anji Carmelo   Déjame llorar - *Deixa'm plorar*
                                Camino de Héroes
                                Estás en mi corazón –
                                Ets dins del meu cor
                                De oruga a mariposa
                                ¿Qué me pasa?
                                ¿Por qué se ha ido?
                                Encontrar el sentido al duelo
Àngels Miret   El centro educativo de duelo –
                                El centre educatiu de dol
Jordi Estaña   Conversaciones con Sergio
Xavier Muñoz   El camino del duelo
Floria Pons   La búsqueda de Violeta
                                Mi muñeca de trapo
Aurora Nicolás   Amor infinito
Joan Carles Sasplugas   La reflexión del día - *La reflexió del dia*
                                Proyecto Felicidad - *Projecte Felicitat*
Francesc X. Altarriba   Construyendo el futuro deseado
Eva Benavent de Barberà   Desde el otro lado de la barrera
Clara Romaní   *Crea't*
Marta Povo   Más allá de la emoción - *Més enllà de l'emoció*
                                Madeleine
                                Cocreación
Marta Cendrero   La hora de la Luz
Verónica Fernandez   Crecimiento con conciencia

Desarrollo del conocimiento y valores

Jaume Salinas   *Avui convido JO*
Ricardo Rabella   Prohibido pensar
Carlos Ricart   SEXO, la gran estafa de la civilización
Juan Antonio Alonso   Simón. Una columna en el desierto
Ferrán Juste   *Fins aquí hem arribat!*
Diversos autors   Reflexiones sobre ética
Diversos autors   Un mundo mejor es posible y necesario
Jorge Delgado-Ureña   Valores éticos y humanistas de la
                             Masonería filosòfica (R:.E:.A:.A:.)
Mercè Fèrriz-Francesc Vieta   El Universo Mental
Marta Povo   El amor y la muerte

Salud y sanación

Anji Carmelo   Enfermedad y vida
F. J. García-A. M. Cuscó   Abriendo camino - *Obrint camí*
Roser Sáez   Cara a cara con la vida
Jaume Feliu   Equilibrio en el siglo XXI
                             Vidas
John Eaton   El Método Reverse Therapy
Pepa Adell   Manual de Extractos de Cristal
Josep M. Subirà   ¡Haz felices a tus bacterias!
Eduard Andreu   Un momento gigante -
                             Un moment gigante